L'ART D'ÊTRE PARENTAL D'UN ENFANT AUTISTE

Un guide complet pour naviguer dans les TSA, l'intervention précoce et la dynamique familiale positive pour un développement optimal de l'enfant

CARMEN M. ROBERTS

L'auteur du combat de sa vie

Copyright © par Carmen M. Roberts 2024.

Écrit par:Carmen M.Roberts

Ce livre est conçu pour fournir des informations précises et faisant autorité sur le sujet traité. Si l'assistance ou les conseils d'un expert sont nécessaires, les services d'un professionnel du composant doivent être recherchés.

Dans les éditions papier et cartonnée de ce livre, vous trouverez un bonus supplémentaire : un journal gratuit de 20 pages pour vous aider à documenter les étapes que vous avez franchies au cours de votre voyage.

Contenu

INTRODUCTION

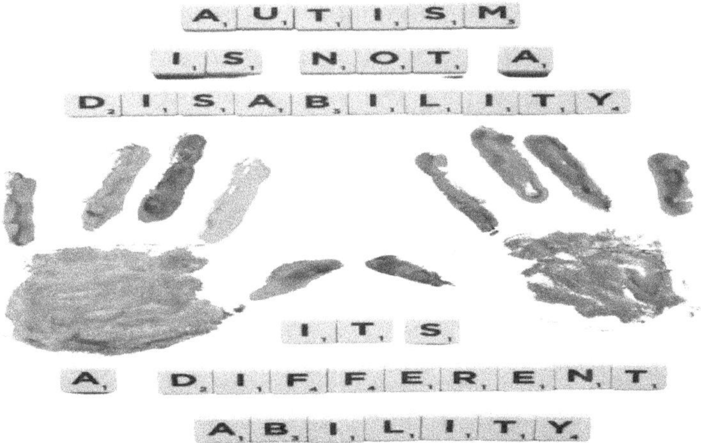

Dans les coins et recoins paisibles de la vie de banlieue, où les gens se sourient et où les rires des enfants remplissent l'air, j'ai découvert que j'étais un passager réticent dans une aventure qui défiait les normes. L'image souvent joyeuse et innocente de la parentalité a pris une tournure inattendue lorsque mon fils Oliver a reçu un diagnostic de trouble du spectre autistique (TSA).

Dans une société où l'autisme est souvent entouré de désinformation, notre famille a décidé de raconter l'histoire de la résilience, de la croissance et de la beauté remarquable qui se manifeste à l'intérieur du spectre.

Avant Oliver, les mythes et les rumeurs sociétales ont façonné ma connaissance de l'autisme. C'était une idée lointaine, souvent enveloppée d'ignorance, et mon point de vue reflétait la perspective limitée que beaucoup d'autres avaient à son sujet. Le diagnostic d'Oliver était nécessaire pour briser ces idées préconçues et inspirer un nouveau point de vue.

Une vague d'émotions m'a submergé alors que les paroles du médecin, qui révélaient le spectre autistique d'Oliver, persistaient dans l'air. Après le premier choc et la panique apaisée, un désir farouche est apparu de repenser la dynamique familiale, la parentalité et notre rôle de défenseur de notre garçon exceptionnel.

Oliver a commencé à ajouter ses propres couleurs au monde d'une manière très spéciale. Sa préoccupation pour le doux bruissement des feuilles, le placement soigné des jouets et la façon dont il se perdait dans les motifs du soleil passant à travers la fenêtre étaient tous des débuts subtils.

 Il semblait avoir un langage caché, une symphonie silencieuse que seuls ceux qui pouvaient entendre pouvaient comprendre.

C'est devenu une aventure de traverser ces débuts flous et incertains. L'environnement d'Oliver n'était plus façonné par les conventions sociales ; au lieu de cela, c'était une toile vierge prête à être peinte avec sa propre palette de couleurs.

 Chaque jour apportait de nouvelles surprises : un geste nouveau, un sourire partagé par deux personnes et la prise de conscience que la neurodiversité n'était pas anormale mais plutôt quelque chose à célébrer.

Mais au milieu des rires et des faibles accents de la propre chanson d'Oliver, un dilemme s'est développé. Les remarques inquiètes du médecin se répercutaient sur les murs propres. Les progrès autrefois prometteurs d'Oliver semblaient s'être arrêtés. L'incertitude pesait lourdement sur l'air et les nuages de doute commençaient à s'accumuler comme des nuages d'orage.

Je me suis retrouvé à la croisée des chemins pendant cette période désastreuse. Les médecins donnaient une impression sombre, les sourcils froncés et les yeux aimables. Cependant, je n'ai pas pu admettre ma défaite en tant que parent. Comme une forte flamme, la lueur d'espoir m'a poussé à regarder plus loin.

Doté d'une détermination résolue, je me suis pleinement engagé dans le domaine de la recherche. L'éclairage de l'écran de l'ordinateur est devenu un compagnon en fin de soirée, apportant avec lui des recherches, des anecdotes et des récits de familles qui avaient résisté à des tempêtes comparables. Parmi les études, une en particulier s'est imposée comme une lueur d'espoir qui montrait la voie à suivre.

La recherche est devenue une bouée de sauvetage plutôt qu'un simple référentiel d'informations. Cela a renforcé une nouvelle conviction que le cap d'Oliver pouvait être changé avec l'aide, les encouragements et l'amour inconditionnel appropriés.

Les mois suivants se sont transformés en une peinture sur toile motivée. Les stratégies de recherche ont trouvé leur place dans notre vie quotidienne. Les thérapies personnalisées répondant aux besoins spécifiques d'Oliver ont servi de pinceaux avec lesquels nous avons peint un avenir plein d'opportunités.

Les changements ont d'abord été subtils : plus d'implication, un moment de connexion partagé et l'apparition de capacités nouvellement acquises. La symphonie qui était restée silencieuse pendant un moment recommença à jouer avec plus d'énergie. Une fois de plus, le voyage d'Oliver trouva son rythme et les nuages orageux commencèrent à se séparer.

L'anticipation imprégnait la pièce trois mois plus tard alors que nous étions assis dans l'espace confortable rempli de dossiers médicaux. Le docteur, qui avait fait auparavant de terribles prédictions, entra alors avec un mélange d'étonnement et de curiosité. Oliver, le protagoniste de notre histoire, était devant eux ; il représentait la ténacité, l'avancement et le potentiel remarquable caché à l'intérieur du spectre.

Le regard stupéfait du médecin s'élargit. Une aura de succès a remplacé le doute auparavant omniprésent. Oliver, jugé incapable de mener une vie « normale », avait défié les attentes.

Suite à cette excursion inattendue, le médecin et moi avons entamé une conversation pleine d'espoir et d'émotion. Le médecin a commencé par dire : « Je dois admettre que je ne m'attendais pas à autant de progrès. Les progrès d'Oliver sous votre direction sont incroyables.

"C'est un témoignage de la résilience de ces enfants incroyables et du pouvoir de la compréhension", ai-je dit, les larmes aux yeux. Oliver nous a montré que l'autisme est un voyage plutôt qu'un diagnostic.

Avec un air de respect renouvelé, le docteur hocha la tête. "Il peut désormais vivre comme les autres enfants, explorer son potentiel et contribuer au monde de manière significative", ont-ils déclaré.

La gratitude monte dans mon cœur lorsque je repense à ce voyage inattendu. Malgré ses difficultés, notre voyage à travers le spectre a servi de monument à la résilience de l'esprit humain et au potentiel de transformation de la compréhension.

Non seulement ce livre,**"L'art d'être parent d'un enfant autiste"** une histoire de notre voyage, mais il sert également de feuille de route et d'ami pour les familles voyageant sur des routes similaires. Ses pages incluent les tactiques qui ont changé le cap d'Oliver : une feuille de route créée avec compassion, sagesse et une confiance inébranlable dans le potentiel de chaque enfant.

Puisse notre histoire être une lueur d'espoir qui brille à travers les difficultés rencontrées par les familles qui naviguent sur le même spectre. Parce qu'il existe une symphonie de possibilités qui attendent d'être trouvées, reconnues et accueillies à l'intérieur du spectre.

Chapitre un

Comprendre les troubles du spectre autistique (TSA)

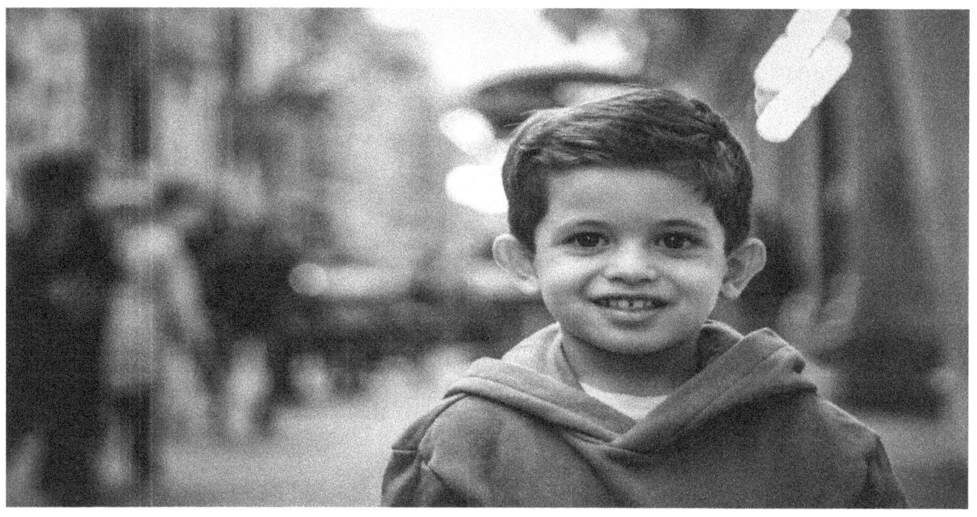

Au sein de la tapisserie complexe de l'expérience humaine, les perspectives culturelles ont un effet kaléidoscopique sur la façon dont les troubles du spectre autistique (TSA) sont perçus. Ces points de vue ont parfois été obscurcis par des interprétations erronées, ce qui a conduit à la perpétuation de stéréotypes qui ne parviennent pas à exprimer avec précision l'essence des personnes autistes. Nous devons commencer notre voyage en acceptant que le prisme à travers lequel la société perçoit l'autisme a changé au fil du temps, mais que des changements sont toujours nécessaires. Explorons le cœur de ce chapitre, dans le but d'élargir notre compréhension et d'accepter l'éventail d'individualités qui caractérise l'autisme.

La signification du trouble du spectre autistique ?

Un trouble neurodéveloppemental connu sous le nom de trouble du spectre autistique entraîne diverses difficultés de comportement et de communication sociale. Le mot « spectre » lui-même souligne la diversité de cette maladie, reconnaissant que les personnes atteintes de TSA peuvent avoir un large éventail de forces, de compétences et de domaines de difficulté. Le trouble du spectre autistique (TSA) est une maladie chronique qui affecte la façon dont les gens perçoivent le monde et interagissent avec celui-ci. Elle est fréquemment diagnostiquée dès la petite enfance.

Caractéristiques de l'autisme

Fondamentalement, un ensemble distinct de caractéristiques qui influencent la vie des individus sur le spectre constitue l'autisme. Même si chaque personne est unique, certaines caractéristiques communes constituent une base pour comprendre la maladie. Les difficultés d'expression verbale et non verbale sont révélatrices de défis de communication sociale. La communication réciproque, la lecture des signes sociaux et la compréhension des subtilités des interactions sociales peuvent être difficiles pour les personnes atteintes de TSA.

Deux autres caractéristiques fréquemment observées chez les personnes atteintes de TSA sont les comportements répétitifs et une propension à la régularité. Pour les personnes autistes, ces actions peuvent procurer un sentiment de sécurité et de confort en offrant un environnement organisé dans un monde extérieur autrement incertain. Les expériences distinctes des personnes atteintes d'autisme sont encore renforcées par des anomalies dans leur traitement sensoriel, qui affectent la façon dont elles perçoivent et réagissent aux stimuli environnementaux.

Il est crucial de souligner que, même si ces traits offrent une image complète de l'autisme, le spectre est dynamique et varié. La richesse de cette variation se retrouve dans les différentes façons dont les personnes autistes traversent le monde, chacune apportant ses perspectives, ses capacités et ses capacités au tissu plus vaste de l'existence humaine. Notre objectif, à mesure que nous approfondissons ce chapitre, est de promouvoir une compréhension plus complexe et plus compréhensive de l'autisme, jetant ainsi les bases d'une parentalité compétente et attentionnée.

Caractéristiques principales du TSA

Un ensemble unique de caractéristiques fondamentales qui influencent la façon dont les personnes atteintes de troubles du spectre autistique (TSA) voient, interagissent et se déplacent dans leur environnement définissent le trouble. Ces idées fondamentales offrent une base pour comprendre les difficultés et les atouts liés à l'autisme. Avoir une compréhension approfondie de ces caractéristiques fondamentales est essentiel pour que les parents élevant des enfants atteints de TSA puissent leur fournir l'assistance et les conseils nécessaires.

1. Difficultés de communication sociale

La communication sociale est l'une des caractéristiques qui distinguent les troubles du spectre autistique. Les personnes atteintes du spectre autistique peuvent avoir du mal à comprendre les signaux sociaux, à avoir des conversations productives avec les autres et à comprendre les subtilités des relations interpersonnelles. Des techniques approfondies pour améliorer les capacités de communication sociale, développer des relations profondes et mettre en place des environnements qui encouragent l'engagement social pour les enfants autistes seront abordées dans ce chapitre.

2. Activités habituelles et opposition au changement

Les TSA se caractérisent largement par des activités répétitives et un fort penchant pour la régularité. Pour les personnes autistes, ces actions peuvent offrir une stabilité dans un environnement autrement chaotique en offrant un sentiment de sécurité et de prévisibilité. Les parents qui souhaitent créer un environnement familial favorable doivent comprendre l'importance de la régularité et la fonction que jouent les comportements répétitifs. Nous examinerons quelques conseils utiles pour contrôler et utiliser ces caractéristiques dans ce chapitre.

3. Variations du traitement sensoriel

De nombreuses personnes atteintes de TSA présentent des anomalies dans leur traitement sensoriel, ce qui peut les rendre trop ou pas assez sensibles à différents types de stimuli comme les sons, les lumières ou les textures. Cette composante particulière de l'autisme a un impact important sur la façon dont un enfant se sent et interagit avec son environnement. Pour préserver le confort et le bien-être de leur enfant, les parents peuvent découvrir dans ce livre des informations sur la création d'espaces sensoriels, la mise en œuvre de régimes sensoriels et la gestion des problèmes sensoriels.

En examinant ces caractéristiques fondamentales, nous espérons mettre en lumière les difficultés rencontrées par les personnes avec TSA tout en mettant en valeur leurs capacités et leurs points de vue distincts. Les parents peuvent créer un environnement stimulant qui soutient l'individualité de leur enfant et ouvre la voie à un parcours parental enrichissant et encourageant en reconnaissant et en appréciant ces caractéristiques fondamentales.

Variabilité du spectre

L'un des aspects les plus importants du large spectre des troubles du spectre autistique (TSA) qui requiert notre attention est l'étonnante variété que présente chaque personne du spectre. L'autisme est un large éventail de capacités, de problèmes et de caractéristiques plutôt qu'une maladie universelle. Comprendre les exigences et les atouts distincts de chaque enfant du spectre nécessite une appréciation de cette variété.

L'importance des approches personnalisées est mise en évidence par l'hétérogénéité du spectre dans le cadre de ce livre sur l'éducation des enfants autistes. Les techniques parentales doivent être flexibles et adaptatives, car ce qui fonctionne bien pour un enfant peut ne pas être aussi bénéfique pour un autre. Ce chapitre expliquera comment travailler dans cette plage, en ajustant les stratégies de soutien, de communication et de traitements pour répondre aux besoins uniques de chaque enfant. Comprendre la variété du spectre devient une boussole pour les parents alors qu'ils se lancent dans ce voyage, les orientant vers une stratégie qui respecte l'individualité de leur enfant.

Conditions concomitantes courantes

L'autisme survient rarement de manière isolée, et les maladies concomitantes, souvent appelées comorbidités, sont fréquemment ressenties par les personnes du spectre autistique. Ces maladies supplémentaires peuvent inclure des problèmes de santé physique et mentale ou des difficultés cognitives et de développement. Selon ce livre, apporter aux enfants autistes un soutien complet et global nécessite une prise de conscience et une réponse aux maladies concomitantes courantes.

Les parents doivent comprendre les interactions qui existent entre l'autisme et ces troubles connexes. La coapparition de maladies telles que le trouble déficitaire de l'attention/hyperactivité (TDAH), les troubles anxieux ou la déficience intellectuelle peut avoir un effet substantiel sur le fonctionnement quotidien et la trajectoire de développement d'un enfant. Nous explorerons dans ce chapitre les méthodes permettant de reconnaître, de gérer et de rechercher des solutions appropriées à ces problèmes supplémentaires. Ce faisant, les parents peuvent garantir une approche parentale plus inclusive et personnalisée tout en faisant face aux difficultés liées à la personnalité distincte de leur enfant.

Notre objectif, lorsque nous examinons la variabilité du spectre et les conditions concomitantes courantes, est de fournir aux parents les informations et les ressources dont ils ont besoin pour accepter la variété qui existe au sein du spectre autistique. Forts de ces connaissances, les parents peuvent créer un cadre qui met en valeur les réalisations de leurs enfants tout en abordant leurs difficultés, encourageant ainsi une approche globale et individualisée de l'éducation des enfants autistes.

Premiers signes et diagnostic

Être parent d'enfants atteints de troubles du spectre autistique (TSA) commence souvent par la détection précoce des symptômes, étape cruciale vers l'obtention d'un diagnostic. Cette partie examinera les éléments cruciaux des indicateurs précoces et de la procédure de diagnostic, en soulignant l'importance d'une détection et d'une action rapides. Reconnaître les subtilités de ces premières voies est essentiel pour les soignants, les éducateurs et les parents.

Identifier les premiers signaux d'alarme

Reconnaître les signes avant-coureurs des troubles du spectre autistique (TSA) est une partie essentielle du processus parental. Même si chaque enfant est différent et grandit à son rythme, certains indicateurs nécessitent une observation plus attentive, voire une intervention. Plusieurs signes avant-coureurs typiques comprennent :

1. **Difficultés sociales**
   - Établir peu ou pas de contact visuel avec les autres.
   - Désintérêt ou insensibilité aux signaux sociaux, y compris les gestes et les sourires.
   - Difficulté à échanger des informations, par exemple en prêtant attention à quelqu'un d'autre ou en répondant à son nom.
2. **Défis de communication**
   - Absence ou retard de développement de la parole.
   - L'utilisation de gestes, comme pointer du doigt ou saluer, est restreinte.

- Incapacité à lire et à interpréter les signaux non verbaux, tels que le langage corporel ou les expressions faciales.

3. **Actions répétées**

- Effectuer des tâches ou des mouvements répétitifs, comme se balancer ou battre des mains.
- Résistance aux ajustements de routine ou insistance sur la cohérence.

4. **Sensibilités sensorielles**

- Être trop ou pas assez sensible aux sons, aux textures ou à d'autres entrées sensorielles.
- Attitude inhabituelle ou aversion pour des goûts, des odeurs ou des sensations particulières.

Il est conseillé aux parents et aux autres adultes de surveiller de près le comportement et le développement de leur enfant et de comparer les étapes de développement au cours normal. Des contrôles de développement fréquents et des consultations avec des médecins spécialistes peuvent aider à identifier tout problème potentiel et aider les parents à choisir les tests et traitements appropriés.

L'importance d'une intervention précoce

Pour les enfants atteints de TSA, une intervention précoce est essentielle pour optimiser leurs résultats développementaux. La petite enfance est une période cruciale pour la plasticité neuronale et le développement du cerveau, ce qui rend une intervention rapide extrêmement efficace. C'est la principale raison pour laquelle une intervention précoce est cruciale :

1. La plasticité du cerveau

Les interventions auprès de la petite enfance peuvent faire appel à la neuroplasticité, qui permet au cerveau d'être hautement adaptatif, pour améliorer le développement des capacités critiques.

2. Acquérir des compétences

Les domaines clés du développement tels que le comportement, les compétences sociales et la communication sont au centre d'une intervention précoce, qui améliore la capacité de l'enfant à apprendre et à utiliser ces capacités.

3. Fiançailles familiales

Les programmes d'intervention précoce impliquent souvent la famille et fournissent aux parents des outils pour améliorer le développement de leurs enfants. Un environnement favorable est créé à la maison en utilisant une stratégie centrée sur la famille.

4. De meilleurs résultats à long terme

Les programmes d'intervention précoce sont associés à de meilleurs résultats à long terme pour les enfants, notamment une communication sociale accrue, une réussite scolaire et une indépendance accrues, selon des recherches menées en permanence sur le sujet.

L'identification et la résolution précoces des problèmes de développement permettent aux parents de travailler en collaboration avec des experts pour personnaliser les interventions afin de répondre aux besoins uniques de leur enfant, jetant ainsi les bases d'un succès futur.

Évaluations et processus de diagnostic

Des tests complets sont généralement effectués pour les troubles du spectre autistique par une équipe multidisciplinaire de médecins spécialistes. Voici les étapes du processus de diagnostic :

1. Dépistage pour le développement

Pour détecter d'éventuels retards ou problèmes de développement, les pédiatres peuvent effectuer des dépistages de développement lors des visites d'enfants en bonne santé.

2. Évaluation complète

Si le dépistage suscite des inquiétudes, une évaluation approfondie est effectuée. Un groupe d'experts, composé d'ergothérapeutes, de psychologues et d'orthophonistes, évalue plusieurs facettes de la croissance de l'enfant au cours de ce processus.

3. Normes diagnostiques

Le Manuel diagnostique et statistique des troubles mentaux (DSM-5) fournit des critères diagnostiques standardisés qui constituent la base de l'évaluation. Les restrictions et les habitudes répétées font partie des critères, tout comme les déficits de communication sociale.

4. Contribution parentale

Pour diagnostiquer correctement leur enfant, les parents doivent partager des détails sur l'histoire de développement, les comportements et les inquiétudes qu'ils pourraient avoir.

5. Travailler ensemble

La collaboration professionnelle est courante dans la procédure de diagnostic, ce qui garantit une connaissance approfondie des forces et des défis de l'enfant.

6. Observation continue

Le processus de diagnostic est une procédure continue qui implique une surveillance et une réévaluation régulières pour modifier les thérapies en réponse aux besoins changeants de l'enfant.

Les parents qui connaissent le processus de diagnostic sont mieux à même de défendre les besoins de leur enfant et de participer activement à son examen. Cela facilite également la collaboration avec des médecins spécialistes pour élaborer un plan d'accompagnement personnalisé et performant, adapté aux besoins particuliers de chaque enfant.

Cadrage positif et neurodiversité

Les idées de neurodiversité et de cadrage positif font surface dans le discours entourant les troubles du spectre autistique (TSA) en tant que lentilles transformatrices à travers lesquelles percevoir et comprendre les expériences variées des personnes atteintes du spectre. Cette partie approfondit les principes fondamentaux de la neurodiversité, l'importance de redéfinir l'autisme et les avantages de créer une atmosphère de soutien.

Reconnaître la neurodiversité

Ce concept reconnaît et valorise les différences inhérentes à l'activité cérébrale entre les personnes. Il soutient que les variations du fonctionnement neurocognitif constituent une composante essentielle de l'expérience humaine, remettant en question la compréhension conventionnelle des différences neurologiques comme des aberrations par rapport à la norme. Accepter les variations neurologiques comme composantes souhaitables et nécessaires de la complexité de la cognition humaine, en particulier celles liées à l'autisme, est un élément clé pour adopter la neurodiversité.

En matière d'autisme, adopter la neurodiversité signifie prendre conscience que les personnes autistes ont des talents, des points de vue et des modes d'interaction particuliers avec le monde extérieur. Il s'agit d'un appel à cesser de pathologiser l'autisme et à adopter la diversité des façons dont les personnes atteintes de TSA interagissent avec leur environnement. Accepter la neurodiversité favorise un récit qui célèbre et reconnaît la valeur intrinsèque de la diversité neurocognitive plutôt qu'un récit axé sur le déficit.

Changer les points de vue sur l'autisme

L'adoption d'une approche basée sur les points forts plutôt que sur les déficits est une étape nécessaire pour changer les perceptions de l'autisme. Il s'agit de redéfinir les obstacles liés à l'autisme comme des opportunités de développement, d'éducation et d'apports originaux. Sous cet angle, les aptitudes, les aptitudes et les domaines de compétence des personnes autistes sont mis en avant plutôt que simplement les choses avec lesquelles elles pourraient avoir des difficultés. Changer de point de vue sur l'autisme est un voyage puissant qui implique d'apprécier et de favoriser les qualités innées de ceux qui appartiennent au spectre.

Les personnes atteintes de TSA ont la possibilité de tirer parti de leurs compétences et capacités particulières lorsqu'elles adoptent une approche basée sur les points forts. Cette façon de penser s'applique également aux familles et aux soignants, leur permettant de considérer leur travail comme une opportunité d'accentuer et de promouvoir les traits positifs de leurs proches. Changer les attitudes à l'égard de l'autisme favorise une société qui valorise la variété, la résilience et le potentiel de développement continu.

Favoriser un environnement positif

Reconnaître et répondre aux besoins d'un large éventail de personnes est essentiel pour favoriser un environnement sain pour les personnes autistes. Cela comprend des pratiques inclusives qui favorisent un sentiment d'appartenance, des aides à la communication et un environnement sensoriel. De plus, l'accessibilité, la compréhension et la tolérance à l'égard de la neurodiversité sont prioritaires dans les situations positives.

Une atmosphère positive est celle dans laquelle les personnes autistes sont célébrées pour ce qu'elles sont et acceptées. La promotion de comportements inclusifs sur le lieu de travail, dans la communauté et en éducation en fait partie. Il prend des mesures proactives pour éliminer les obstacles, affronter les préjugés et établir une culture inclusive qui va au-delà de la conscience pour atteindre une véritable compréhension et une véritable inclusivité afin de cultiver une atmosphère agréable.

Les idées de neurodiversité et de cadrage positif, prises ensemble, représentent un changement de paradigme qui, plutôt que de pathologiser les différences, célèbre les capacités et les points de vue particuliers que les personnes autistes apportent à la société. Une société qui honore et élève chaque personne, quel que soit son profil neurocognitif, peut être créée en adoptant la neurodiversité, en changeant les perceptions et en établissant des environnements positifs.

DES EXERCICES

Réflexion sur les idées préconçues :

- Quelles ont été vos premières pensées et sentiments lorsque vous avez appris le diagnostic d'autisme de votre enfant ?
- Comment votre compréhension de l'autisme a-t-elle évolué depuis ce moment initial ?
- De quelle manière cette compréhension évolutive a-t-elle influencé positivement vos interactions avec votre enfant ?

Objectif de formation continue :

- Fixez-vous un objectif pour vous renseigner davantage sur l'autisme afin d'approfondir votre compréhension de l'autisme.
- Décrivez comment vous comptez intégrer ces nouvelles connaissances dans votre approche parentale.

Chapitre deux

Créer un environnement familial favorable

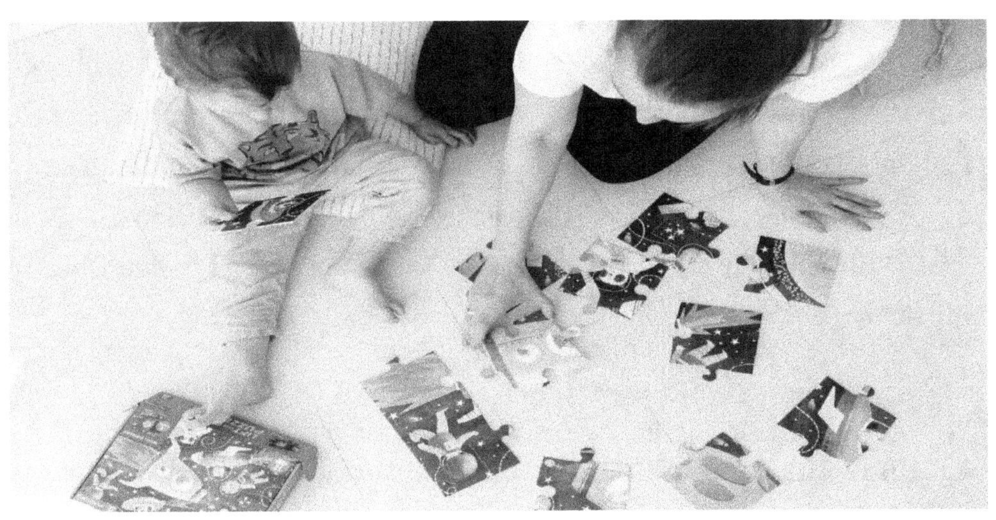

La clé pour élever efficacement des enfants atteints de troubles du spectre autistique (TSA) est d'avoir un environnement familial aimant et solidaire. À mesure que nous explorons les détails de ce chapitre, notre attention se tourne vers le foyer, qui constitue le point de départ du parcours de développement de l'enfant. Les éléments clés de la création d'un environnement stimulant pour les enfants atteints du spectre autistique sont examinés dans ce chapitre. En plus de répondre aux besoins spécifiques de leur enfant, les parents apprendront à créer un environnement propice à la croissance, au confort et à un sentiment de sécurité. Cela inclut tout, de la création d'espaces sensoriels à la mise en œuvre de stratégies de communication efficaces.

Établir un processus systématique

La création d'un horaire structuré est essentielle pour créer un environnement familial stable et favorable pour les enfants atteints de troubles du spectre autistique (TSA). L'importance de la prévisibilité, la création d'horaires visuels et la mise en œuvre de routines quotidiennes sont examinées dans cette partie comme des éléments cruciaux dans la construction d'un cadre organisé pour les enfants atteints du spectre autistique.

La valeur de la prévisibilité

Stabilité fondamentale : Une routine organisée repose sur la prévisibilité, qui en constitue la pierre angulaire. La prévisibilité donne aux enfants atteints de TSA un sentiment de sécurité et de confort puisqu'ils s'épanouissent souvent dans un environnement défini par la régularité et la familiarité. Le contrôle émotionnel est soutenu et l'anxiété diminue lorsque l'on sait à quoi s'attendre dans différents scénarios. Les enfants peuvent naviguer dans leur vie quotidienne avec plus de confiance et de contrôle grâce à cette cohérence.

Réduire le stress et l'anxiété : Les personnes autistes peuvent avoir du mal à gérer la nature imprévisible des situations inattendues. Les parents peuvent réduire leurs inquiétudes et leur stress en établissant une certaine prévisibilité dans leurs routines quotidiennes. En plus d'aider l'enfant, cette réduction du stress rend également la dynamique familiale plus harmonieuse et équilibrée.

Création de plannings visuels

Aides visuelles pour plus de clarté : Pour les enfants atteints de TSA, les horaires visuels constituent un moyen efficace d'établir une routine quotidienne disciplinée. Ces supports visuels offrent un moyen concret et compréhensible de transmettre l'ordre des événements ou des activités. Les horaires visuels, qu'ils soient sous forme de mots, de symboles ou d'images, apportent aux jeunes plus de clarté et une meilleure compréhension de ce que l'on attend d'eux chaque jour. Pour faciliter les transitions fluides entre les tâches, un emploi du temps visuel peut, par exemple, incorporer des images des routines matinales, des activités scolaires et des coutumes du soir.

Sur mesure et adaptable : L'un des avantages des plannings visuels est qu'ils peuvent être adaptés pour répondre à des besoins et préférences spécifiques. Ils peuvent être personnalisés pour répondre aux besoins individuels de chaque enfant, en tenant compte d'éléments tels que ses préférences de communication, son niveau de compréhension et ses problèmes sensoriels. Les parents peuvent améliorer l'engagement de leurs enfants et favoriser un sentiment de contrôle sur leur routine en leur permettant de participer à la création de leur emploi du temps visuel.

Créer des routines quotidiennes

Les régularités offrent une structure de cohérence, qui renforce la prévisibilité cruciale pour les enfants atteints de TSA. Les repas, les heures de jeu et les habitudes du coucher ne sont que quelques exemples des différentes facettes de la journée qui peuvent être incluses dans ces routines. La cohérence de la routine quotidienne aide les enfants à acquérir des compétences de vie essentielles et la maîtrise de soi, en plus de soutenir leur conscience du monde qui les entoure.

Un problème majeur pour de nombreuses personnes autistes est de faciliter les transitions entre les activités grâce à des routines quotidiennes bien établies. Les parents peuvent aider leurs enfants à faire une transition plus fluide en utilisant des signaux visuels et en étant cohérents. Cela peut aider les enfants à se sentir moins stressés et plus en sécurité lorsqu'ils passent d'une tâche à l'autre.

Essentiellement, établir une routine consiste à intégrer la cohérence quotidienne, les aides visuelles et la prévisibilité dans tous les aspects de la vie quotidienne. Un emploi du temps visuel qui décrit les procédures pour se préparer pour l'école, prendre le petit-déjeuner et s'habiller le matin en est un exemple. En faisant ces efforts délibérés, les parents peuvent créer un foyer stimulant qui non seulement répond aux besoins particuliers de leur enfant atteint de TSA, mais établit également les bases d'une vie familiale heureuse et sûre.

Espaces sensoriels

Dans le domaine de l'éducation des enfants atteints de troubles du spectre autistique (TSA), l'idée d'environnements sensoriels respectueux joue un rôle central en tant qu'élément crucial de la création d'un foyer qui s'adapte aux difficultés de traitement sensoriel distinctes rencontrées par les personnes atteintes du spectre. Pour améliorer le bien-être général des enfants atteints de TSA, cette partie étudie l'art de créer des lieux sensoriels et approfondit la connaissance des problématiques liées au traitement sensoriel.

Reconnaître les difficultés du traitement sensoriel

Autisme et traitement sensoriel : Les personnes atteintes de TSA présentent fréquemment des anomalies dans leur traitement sensoriel, ce qui affecte la façon dont elles perçoivent et réagissent aux événements environnementaux. Une hypersensibilité (surréactivité) ou une hyposensibilité (sous-réactivité) à des stimuli tels que les sons, les lumières, les textures et les odeurs peuvent être des signes de ces problèmes de traitement sensoriel. Comprendre ces écarts est essentiel pour personnaliser les environnements résidentiels qui conviennent et améliorent les besoins sensoriels des enfants atteints du spectre autistique.

Effet sur la vie quotidienne : Les problèmes de traitement sensoriel peuvent avoir une grande influence sur les routines et les activités quotidiennes. Par exemple, un jeune hypersensible à certains sons trouverait bouleversant le fait de se trouver dans des endroits très fréquentés, tandis qu'un enfant hypersensible au toucher pourrait rechercher des sensations de pression intenses. Reconnaître et résoudre ces problèmes aide à établir un environnement familial sensoriel qui encourage l'enfant à se sentir en sécurité, en paix et en sécurité.

Modifier les espaces de vie pour favoriser le confort sensoriel

En tant qu'approche transformatrice de la conception d'un environnement répondant aux demandes sensorielles spécifiques des personnes atteintes du spectre autistique, l'idée de modifier les espaces domestiques pour le confort sensoriel devient apparente dans le processus d'éducation d'enfants atteints de troubles du spectre autistique (TSA). Cette section examine les moyens de créer des environnements sensoriels à la maison et examine comment les utiliser comme outils puissants pour améliorer le bien-être sensoriel.

Comment créer des environnements sensoriels

Créer des havres de confort : Les endroits spécifiquement planifiés dans la maison qui répondent aux besoins sensoriels particuliers des enfants atteints de TSA sont appelés espaces sensoriels. Ces zones sont conçues pour être des refuges où les enfants peuvent gérer leurs expériences et bénéficier d'une stimulation sensorielle contrôlée. Les espaces respectueux des sens peuvent prendre en compte l'éclairage, le son, les textures et l'organisation.

Environnements adaptables : Les espaces conçus en tenant compte des besoins sensoriels des enfants peuvent être adaptés aux préférences uniques de chaque enfant. Une chambre sensorielle pourrait, par exemple, disposer d'un éclairage doux, d'une technologie antibruit et d'éléments tactiles comme des textures douces ou des couvertures lestées. Ces salles sont suffisamment flexibles pour changer pour s'adapter aux besoins sensoriels évolutifs d'un enfant.

Y compris les instruments sensoriels : Les équipements et instruments destinés à fournir des types particuliers d'apports sensoriels sont fréquemment observés dans des lieux sensoriels. Les jouets Fidget, les balançoires sensorielles et les bacs sensoriels apaisants en sont quelques exemples. Ces outils soigneusement sélectionnés peuvent aider les enfants à s'autoréguler et à gérer les stimuli sensoriels, en tenant compte de leur profil sensoriel unique.

Reconnaître les exigences sensorielles spécifiques des enfants atteints de TSA, comprendre les difficultés de traitement sensoriel et concevoir des environnements sensoriels sont, à la base, des efforts artistiques. Dans un monde qui peut parfois sembler accablant, les parents peuvent créer un havre de paix où leurs enfants peuvent grandir, explorer et trouver du réconfort en concevant leur environnement familial pour encourager le bien-être sensoriel.

Stratégies pour un régime sensoriel

L'expression « régime sensoriel » décrit un programme personnalisé d'exercices et de méthodes créés pour répondre aux besoins sensoriels uniques de chaque personne. L'inclusion de techniques de régime sensoriel dans les routines quotidiennes peut aider les enfants atteints de TSA à atteindre le confort et la régulation de leurs sens. Comprendre et mettre en pratique ces tactiques contribue à la modification générale des milieux de vie pour un meilleur bien-être sensoriel.

Déterminer les préférences sensorielles :

Une compréhension approfondie du profil sensoriel d'une personne est la première étape dans l'élaboration d'un régime sensoriel. Les parents peuvent en apprendre davantage sur les préférences sensorielles spécifiques, les sensibilités et les techniques d'apaisement de leur enfant grâce à l'observation et à la conversation. La pierre angulaire pour personnaliser l'environnement domestique afin de satisfaire des besoins sensoriels particuliers est cette vision individuelle.

1. **Activités sensorielles :** Les entrées proprioceptives, vestibulaires, tactiles, auditives et visuelles ne sont que quelques-unes des différentes modalités sensorielles ciblées par les tactiques de régime sensoriel. Les activités pour un régime sensoriel pourraient être :
2. **Exercices de pression profonde :** Appliquez des vêtements de compression, des couvertures lestées ou un léger massage.
3. **Activités vestibulaires :** Participer à des mouvements coordonnés, comme se balancer ou se balancer.
4. **Activités tactiles :** À l'aide de surfaces texturées, d'objets tactiles ou de bacs sensoriels, explorez les textures.
5. **Activités visuelles et sonores :** En utilisant un éclairage apaisant ou une musique relaxante, vous pouvez créer une atmosphère visuelle et sonore paisible.

Y compris les outils sensoriels :

L'utilisation d'outils sensoriels est essentielle pour mettre en pratique des plans de régime sensoriel à la maison. Ces appareils peuvent être judicieusement intégrés aux routines quotidiennes et sont destinés à offrir un apport sensoriel particulier. Parmi les outils sensoriels figurent par exemple :

- **Jouets agités :** fournir une stimulation tactile pour aider à se contrôler.
- **Articles à croquer :** Fournir confort et concentration grâce à un apport sensoriel oral.
- **Balançoires ou sièges sensoriels :**Des opportunités d'apport vestibulaire sont offertes grâce à cette approche.

Créer de la cohérence :

Lorsque l'on met en pratique des idées de régime sensoriel, la cohérence est essentielle. Les parents peuvent offrir à leurs enfants une expérience sensorielle cohérente et réconfortante en incluant des outils et des activités dans les routines quotidiennes. Une exposition régulière aux apports sensoriels améliore le bien-être général et l'autorégulation.

En conclusion, modifier les environnements de vie pour le confort sensoriel implique d'intégrer soigneusement des plans d'alimentation sensorielle personnalisés pour répondre aux besoins spécifiques des enfants atteints de TSA. Les parents peuvent créer un environnement qui honore les expériences sensorielles uniques de leur enfant et favorise le confort, la régulation et le bien-être sensoriel général en se renseignant sur les préférences de leur enfant, en mettant en œuvre des activités sensorielles et en utilisant des outils sensoriels.

Techniques de communication efficaces

Ces techniques servent de pierre angulaire de la connexion lorsqu'il s'agit d'élever des enfants atteints de troubles du spectre autistique (TSA), fournissant un canal de compréhension et d'expression. Cette partie explore les subtilités de l'amélioration des capacités de communication, l'incorporation d'aides et de supports visuels et le processus complexe de développement de la communication sociale. En examinant minutieusement ces aspects, les parents peuvent favoriser une atmosphère de communication qui prend en charge les capacités et les difficultés distinctes de leur enfant autiste.

Améliorer les capacités de communication interpersonnelle

Stratégies de communication personnalisées :

Améliorer les capacités de communication nécessite de reconnaître le caractère unique des préférences de communication de chaque enfant. Une approche adaptée est cruciale pour les enfants atteints de TSA, qui pourraient avoir des difficultés avec la communication verbale et non verbale. Les parents peuvent encourager le dialogue à travers :

- Promouvoir l'utilisation de méthodes de communication privilégiées, telles que les systèmes de communication augmentée et alternative (CAA), la langue des signes ou le langage verbal.
- Identifier et réagir aux indices non verbaux, notamment le langage corporel, les gestes et les expressions faciales.

- Établir une atmosphère qui valorise la communication et incite le jeune à entamer et à participer à des conversations.

Encourager la communication fonctionnelle :

Le but de la communication fonctionnelle est de donner aux enfants des outils utiles pour communiquer leurs désirs, leurs besoins et leurs émotions. Ceci comprend:

- Présenter et mettre en pratique les compétences de communication qui s'appliquent aux expériences quotidiennes d'un enfant.
- Utiliser des images, des symboles ou des aides visuelles pour aider à communiquer des idées.
- L'inclusion des préférences et des domaines d'intérêt de l'enfant dans les activités de communication augmentera son implication.

Outils de communication et supports visuels

Aides visuelles comme outils de communication :

Ces aides sont essentielles pour aider les personnes atteintes de TSA à communiquer. Ces ressources offrent des aides visuelles qui aident à améliorer la communication et la compréhension. Parmi les stratégies figurent :

- Créer des plans attrayants qui mettent en valeur les activités et les routines quotidiennes.
- Utilisez des symboles ou des repères visuels pour transmettre des idées, des options ou des phases de travail.

- Les histoires sociales sont utilisées pour clarifier les circonstances sociales et la conduite appropriée.

Communication augmentée et alternative (CAA) :

Puisque la communication verbale peut être difficile pour certaines personnes atteintes de TSA, les systèmes de CAA sont des ressources utiles. La CAA utilise des techniques telles que :

- Les systèmes connus sous le nom de systèmes de communication par images (PECS) utilisent des images pour transmettre des idées et un langage.
- Appareils qui produisent de la parole et permettent aux gens de parler.
- Des outils de communication écrite pour les personnes qui gagnent à écrire.

Favoriser la communication sociale

Développer des compétences en communication sociale :

Cultiver les compétences en communication sociale implique de renforcer la capacité d'interactions sociales mutuellement bénéfiques. Parmi les stratégies figurent :

- Concentrer l'attention de l'enfant sur des objets ou des activités partagés pour promouvoir une attention collaborative.
- Le tour de rôle dans le jeu et la conversation doit être enseigné et pratiqué.

- Organiser des événements sociaux planifiés pour promouvoir l'interaction sociale.

Mettre l'accent sur la communication non verbale :

Une partie essentielle du contact social est la communication non verbale. Les parents peuvent encourager leur enfant à développer des compétences de communication non verbale en :

- Promouvoir l'utilisation du langage corporel, des gestes et du pointage.
- Démontrer des indices non verbaux appropriés en utilisant votre visage et votre contact visuel.
- Ajout d'aides visuelles pour améliorer la compréhension des signaux sociaux.

Pour faire simple, la communication fonctionnelle, l'utilisation de supports visuels, l'acceptation de l'individualité et l'encouragement au développement des compétences de communication sociale sont autant d'éléments importants des techniques de communication efficaces pour les enfants atteints de TSA. Les parents peuvent favoriser un environnement de communication qui améliore la capacité de connexion, d'expression et d'engagement de leur enfant avec le monde qui l'entoure en personnalisant leurs approches en fonction des forces et des problèmes distincts de chaque enfant.

DES EXERCICES

Créer un espace de soutien :

- ☐ Énumérez les déclencheurs sensoriels potentiels dans votre environnement domestique.
- ☐ Quels changements avez-vous mis en œuvre pour rendre votre maison plus sensorielle ?
- ☐ Quelle est la réaction de votre enfant face à ces modifications ? Documentez toute observation positive en matière de comportement, de confort accru ou d'expression de joie.

Engagement communautaire:

- ☐ Partagez vos expériences et les changements que vous avez apportés avec une communauté solidaire pour échanger des idées.
- ☐ Quelles idées ou suggestions avez-vous tirées de cet engagement communautaire ?

Chapitre trois

Naviguer dans les systèmes éducatifs

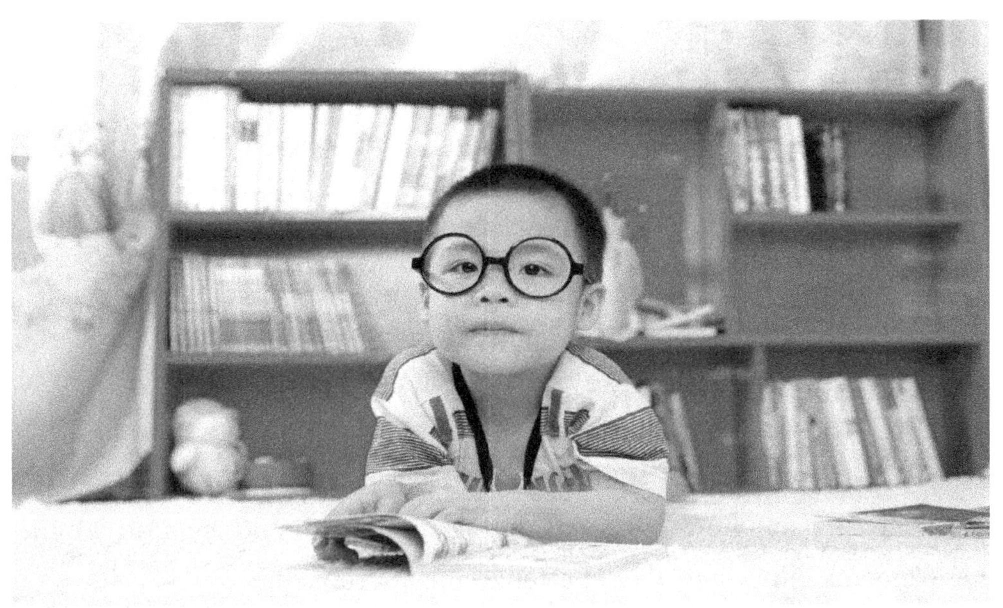

Ce chapitre emmène les lecteurs dans une visite guidée des systèmes éducatifs complexes qui accompagnent l'éducation d'enfants atteints de troubles du spectre autistique (TSA). La complexité des programmes d'éducation individualisés (PEI), un élément essentiel pour fournir un soutien éducatif personnalisé aux enfants atteints du spectre autistique, est expliquée dans ce chapitre. Ce chapitre approfondit la capacité de travailler avec les équipes scolaires, de défendre le droit aux services nécessaires et de garder un œil sur le statut des PEI pour créer un environnement d'apprentissage qui valorise la diversité et encourage le développement complet de chaque enfant.

Programmes d'éducation individualisés (PEI)

Les PEI sont des plans d'apprentissage spécialisés créés pour répondre aux besoins particuliers des élèves handicapés, y compris les élèves ayant un TSA. Les PEI sont des plans détaillés qui soutiennent la réussite scolaire et développementale d'un enfant en fournissant des services, des ajustements et des objectifs éducatifs.

Travailler en collaboration avec les équipes scolaires

Partenariat éducatif :

La collaboration avec les équipes-écoles est une approche coopérative qui nécessite une communication ouverte et une prise de décision en groupe. Les éléments importants de ce partenariat comprennent :

1. **Dynamique d'équipe :** Rassembler un groupe cohérent et ouvert d'esprit de parents, d'éducateurs, de spécialistes de l'éducation spécialisée et d'autres experts pertinents.
2. **Partage d'information:** Donner des détails détaillés sur les préférences, les points forts et les difficultés de l'enfant afin que le PEI puisse être élaboré en gardant ces connaissances à l'esprit.
3. **Participation active:** Apporter de nouvelles perspectives aux réunions IEP, défendre les besoins de l'enfant et y participer activement.

Développer une vision unifiée :

Le fondement d'une coopération réussie avec les équipes scolaires réside dans le développement d'une vision éducative cohérente pour l'enfant. Ceci comprend:

- Décider d'objectifs partagés qui complètent les besoins et les ambitions uniques de l'enfant.
- Créer des plans et des plans d'action qui abordent les problèmes et s'appuient sur les forces de l'enfant.
- Promouvoir un contact et une contribution constants pour modifier le PEI à mesure que l'enfant se développe.

Plaider pour les bons services

Promouvoir les droits éducatifs :

Veiller à ce que le PEI corresponde aux besoins éducatifs de l'enfant nécessite un plaidoyer vigoureux en faveur de services appropriés. Ceci comprend:

1. **Reconnaître les droits légaux :** Pour défendre efficacement les droits d'un enfant, il faut se familiariser avec les lois fédérales et étatiques sur l'éducation spécialisée.
2. **Services de clarification :** Décrire en détail les services précis, les concessions et les ajustements nécessaires pour favoriser l'apprentissage et la croissance de l'enfant.
3. **Collaboration et négociation :** Avoir une conversation positive avec le personnel de l'école pour identifier des solutions qui

conviennent aux deux parties et s'assurer que les besoins de l'enfant sont satisfaits.

Mettre l'accent sur l'inclusivité :

La promotion de l'inclusion dans le cadre éducatif nécessite un plaidoyer qui va au-delà des besoins personnels. Cela comprend :

- Promouvoir des méthodes inclusives qui permettent à l'enfant de fréquenter des cours d'enseignement général.
- Promouvoir un environnement inclusif et encourageant dans la communauté scolaire en sensibilisant et en comprenant l'autisme.

Suivi des progrès du PEI

Évaluation et ajustement continus :

Le suivi des progrès du PEI est un processus continu qui implique une évaluation et un ajustement continus. Les principales considérations comprennent :

1. **Collecte de données:** Recueillir régulièrement des informations pour évaluer les progrès de l'enfant vers les buts et objectifs du PEI.
2. **Réunions d'avancement :**Assister à ces réunions avec les équipes scolaires pour revoir les statistiques, parler des réussites et travailler sur les nouvelles problématiques qui pourraient surgir.
3. **Modifications et révisions :** Travailler ensemble pour apporter les ajustements et les révisions nécessaires au PEI afin qu'il continue de répondre aux besoins changeants de l'enfant.

Développer les compétences de défense des droits des parents :

Donner aux parents les outils dont ils ont besoin pour défendre efficacement l'éducation de leurs enfants implique :

- Fournir aux parents des informations et des instructions pour améliorer leur compréhension de la procédure IEP et leur place dans celle-ci.
- Développer la confiance en soi et l'autonomie des parents pour leur permettre de communiquer efficacement les besoins de leur enfant.

Cette section a essentiellement abordé la complexité des systèmes éducatifs, en mettant l'accent sur les PEI en tant que feuilles de route uniques pour la réussite scolaire. Les parents jouent un rôle essentiel dans la création d'un environnement éducatif qui reconnaît les capacités et le potentiel particuliers des enfants atteints de TSA en encourageant la coopération, en luttant pour obtenir l'aide nécessaire et en surveillant le développement de leurs enfants.

Stratégies pour une éducation inclusive

Cette section approfondit le domaine des stratégies d'éducation inclusive dans le contexte plus large de l'éducation d'enfants atteints de troubles du spectre autistique (TSA). Ce chapitre se concentre sur la création de contextes d'apprentissage inclusifs et diversifiés, en approfondissant les nuances des classes inclusives, en favorisant les liens avec les pairs et en aidant les enfants atteints de troubles du spectre autistique à participer à des situations sociales.

La pierre angulaire de la création d'environnements d'apprentissage variés et encourageants réside dans les pratiques éducatives inclusives. Ces tactiques visent à garantir que les enfants atteints de TSA aient un accès équitable à l'éducation, participent pleinement au processus éducatif et s'épanouissent dans des environnements d'apprentissage inclusifs.

Encourager l'inclusion en classe

Développer une culture inclusive :

Encourager des classes inclusives nécessite de créer une culture qui célèbre la variété et reconnaît les caractéristiques individuelles de chaque élève. Les éléments importants sont les suivants :

1. **Formation des enseignants :** Offrir aux éducateurs un développement professionnel continu pour améliorer leurs connaissances sur l'autisme et les méthodes d'enseignement inclusives.
2. **Consignes différenciées :** Il s'agit de modifier les stratégies d'enseignement pour répondre aux besoins des élèves ayant une gamme de styles d'apprentissage, y compris ceux liés aux TSA.
3. **Conception universelle pour l'apprentissage (UDL) :** En utilisant les concepts de l'UDL, les environnements d'apprentissage peuvent être rendus adaptables et accessibles à tous les étudiants.

Hébergements et modifications :

Les éléments suivants sont mis en place pour garantir l'inclusion des élèves atteints de TSA :

1. **Accompagnements individualisés :** Fournir des hébergements spécialement conçus pour les besoins individuels de chaque enfant, tels que spécifiés dans leur IEP.
2. **La technologie d'assistance:**Utiliser des outils et des ressources technologiques pour améliorer la communication et l'apprentissage.
3. **Planification collaborative :** Coordonner les pratiques éducatives avec les objectifs individuels grâce à des séances de planification collaborative avec les parents, les enseignants et les travailleurs de soutien.

Établir des connexions avec les pairs

Interaction et collaboration avec les pairs :

La promotion d'interactions constructives et du travail d'équipe entre les enfants atteints de TSA et leurs pairs est un élément clé de l'établissement de relations entre pairs. Parmi les stratégies figurent :

1. **Programmes de soutien par les pairs :** Mettre en place des programmes organisés permettant aux pairs d'aider et de passer du temps avec des pairs neurotypiques.
2. **Formation aux compétences sociales**: Inclure dans le programme un enseignement sur les compétences sociales pour améliorer les capacités interpersonnelles des élèves.
3. **Systèmes de copains :** Créer des réseaux de copains pour mettre en relation les élèves atteints de TSA avec des camarades de classe neurotypiques afin de leur apporter amitié et soutien.

Éducation sur la sensibilisation à l'autisme :

La création d'une culture de tolérance et d'empathie parmi les étudiants est facilitée par une sensibilisation accrue à l'autisme :

1. **Présentations en classe :**Des conférences adaptées à l'âge sur l'autisme devraient être organisées dans les salles de classe pour sensibiliser et démystifier les mythes.
2. **Activités inclusives :**Incorporer des activités inclusives qui favorisent la coopération, l'unité et la compréhension entre les gens.

Encouragement de l'inclusion sociale

Développement social holistique :

La promotion de l'inclusion sociale comprend des tactiques qui soutiennent les enfants atteints de TSA dans leur développement social global. Les éléments importants à prendre en compte sont :

- Offrir des opportunités sociales organisées, comme des projets de groupe ou des activités coopératives, est un moyen de favoriser les contacts sociaux.
- Encourager les pairs neurotypiques à adopter un comportement inclusif et des interactions sociales constructives est connu sous le nom de modélisation par les pairs.
- Encourager la participation à des activités parascolaires pour élargir les horizons sociaux est connu sous le nom d'implication parascolaire.

Créer un environnement favorable :

Encourager les adolescents atteints de TSA à participer à des activités sociales nécessite la mise en place d'un environnement favorable.

1. **Initiatives de lutte contre l'intimidation** : La mise en place d'initiatives de lutte contre le harcèlement pour garantir un environnement scolaire favorable et sûr est abordée plus en détail dans le sous-chapitre suivant.
2. **Plans d'assistance personnalisés** : Créer des plans de soutien personnalisés qui répondent aux besoins sociaux particuliers de chaque étudiant.

Essentiellement, les stratégies d'éducation inclusive constituent la pierre angulaire d'une stratégie éducative qui favorise l'inclusion sociale des enfants atteints de TSA, établit des relations significatives avec leurs pairs et célèbre la variété. Ensemble, les éducateurs et les parents créent un environnement éducatif qui reconnaît et soutient les forces et les besoins de chaque apprenant en encourageant des classes inclusives, en favorisant les relations avec les pairs et en encourageant l'inclusion sociale.

Lutter contre l'intimidation et les défis sociaux

Cette phase explore la question importante de la lutte contre l'intimidation et les défis sociaux dans le contexte complexe de la parentalité avec des enfants atteints de troubles du spectre autistique (TSA). Ce chapitre décrit les méthodes permettant d'identifier les indicateurs d'intimidation, de transmettre des compétences sociales essentielles et de mettre fortement l'accent sur la création d'un système de soutien par les pairs pour promouvoir la santé émotionnelle et l'inclusion sociale des enfants autistes.

Résoudre l'intimidation et les problèmes sociaux nécessite de fournir aux enseignants, aux pairs et aux élèves atteints de TSA les ressources dont ils ont besoin pour établir des environnements sociaux inclusifs, respectueux et sûrs dans les salles de classe.

Reconnaître les signes d'intimidation

Vigilance et sensibilisation :

Afin de détecter les premiers signes d'intimidation, les parents, les éducateurs et les pairs doivent être plus vigilants et conscients de leur environnement. Les composants importants sont les suivants :

1. **Changements de comportement :**Les changements brusques de comportement, d'attitude ou d'état émotionnel qui pourraient indiquer un inconfort sont appelés altérations du comportement.
2. **Retrait social :**Identifier les indicateurs de désengagement social, tels que le refus d'aller à l'école ou l'évitement de lieux particuliers.
3. **Changements physiques ou émotionnels inexplicables :** Gardez un œil sur les signes de troubles émotionnels, de biens endommagés ou de blessures inexplicables.

Communication ouverte:

Reconnaître les symptômes de l'intimidation nécessite également de créer un environnement digne de confiance et de maintenir des voies de communication ouvertes avec le jeune.

1. **Promouvoir la divulgation :** Établir un environnement sûr où les enfants se sentent à l'aise pour parler de leurs expériences.
2. **Enregistrements fréquents :** Parler des contacts sociaux et résoudre tout problème ou problème lors des enregistrements réguliers.

Enseigner les compétences sociales

Offrir une éducation aux compétences sociales est essentiel pour permettre aux enfants atteints de TSA de gérer avec succès les situations sociales. Parmi les stratégies figurent

1. **Instructions explicites :**Donner des instructions claires sur les signaux sociaux, les attentes et les conventions est appelé instruction explicite.
2. **Jouer un rôle:** Pratiquer et renforcer des réponses sociales adaptées à travers des scénarios de jeux de rôle.
3. **Histoires sociales :** Utiliser cette approche pour guider un comportement approprié et expliquer les circonstances sociales.

Interventions médiatisées par les pairs :

Utiliser le soutien des pairs neurotypiques pour développer davantage les compétences sociales

- Encourager les pairs neurotypiques à adopter un comportement inclusif et solidaire est connu sous le nom de modélisation par les pairs.
- Des programmes de camaraderie peuvent être établis pour promouvoir la compréhension et des liens sociaux constructifs.

Établir un environnement de pairs utile

Cultiver des amitiés inclusives :

Établir des amitiés inclusives qui favorisent la compréhension et l'empathie est essentiel pour créer un environnement favorable entre pairs.

- Créer des activités inclusives qui favorisent la coopération, les intérêts partagés et le travail d'équipe.
- Mettre en pratique des initiatives en classe qui privilégient l'acceptation, la gentillesse et l'empathie.
- Encourager une culture qui valorise et embrasse la neurodiversité fait partie de la célébration des différences.

Programmes de lutte contre l'intimidation :

L'intégration des initiatives anti-intimidation dans des cadres formalisés contribue à favoriser un environnement d'apprentissage poli et sécurisé.

1. **Campagnes éducatives :** Mettre en pratique des initiatives qui accroissent la connaissance du public sur l'intimidation, ses effets et les méthodes de prévention.
2. **Protocole réactif :** L'établissement de procédures explicites pour traiter et répondre rapidement aux cas d'intimidation est connu sous le nom de « protocoles réactifs ».

Lutter contre l'intimidation et les défis sociaux implique essentiellement de prendre des mesures proactives pour identifier les indicateurs d'alerte de l'intimidation, transmettre des compétences sociales essentielles et favoriser un environnement positif entre pairs. Pour créer des environnements sociaux sûrs et respectueux où les enfants atteints de TSA peuvent s'épanouir émotionnellement et socialement, les parents, les éducateurs et les pairs travaillent ensemble pour promouvoir une communication ouverte, fournir un enseignement explicite sur les compétences sociales et établir des liens inclusifs.

Comprendre les besoins éducatifs de votre enfant :

- ☐ Passez en revue le programme d'éducation individualisé (IEP) ou le plan éducatif de votre enfant.
- ☐ Identifiez un aspect du plan qui a été particulièrement efficace. Quelles améliorations avez-vous constatées ?

Défis et stratégies :

- ☐ Identifiez les défis auxquels votre enfant a été confronté dans le cadre éducatif.
- ☐ Énumérez les stratégies ou les aménagements potentiels pour relever ces défis.

Collaboration avec les éducateurs :

- ☐ Planifiez une réunion avec les éducateurs de votre enfant pour discuter de vos observations et des ajustements potentiels au plan éducatif.
- ☐ Documentez tous les résultats positifs ou les idées tirées de ces discussions.

Chapitre quatre

Interventions thérapeutiques

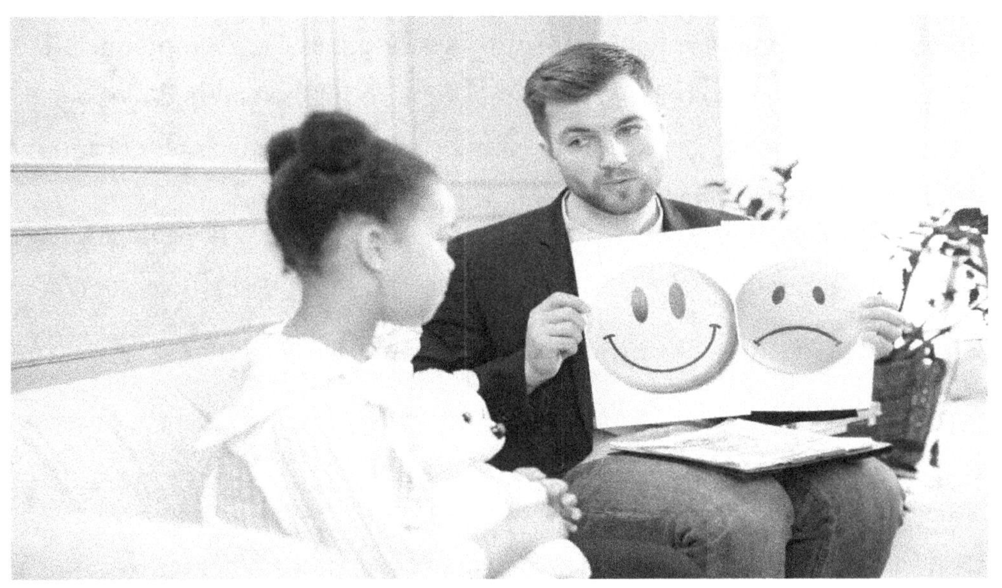

Ce chapitre explore les approches qui favorisent le bien-être et la croissance développementale des enfants atteints de troubles du spectre autistique (TSA) en approfondissant le domaine des interventions thérapeutiques. Dans ce chapitre, nous examinons les idées de base qui sous-tendent l'analyse appliquée du comportement (ABA), comment elle peut être utilisée à la maison et combien il est important d'envisager le développement à travers le prisme de l'ABA.

Analyse appliquée du comportement (ABA)

L'objectif de l'analyse appliquée du comportement (ABA), une méthode basée sur la science et des preuves, est de comprendre et de modifier les comportements. L'ABA a d'abord été créée comme une intervention thérapeutique pour les personnes autistes, mais elle s'est maintenant étendue pour être largement utilisée pour traiter un large éventail de problèmes de comportement dans diverses données démographiques. Les principes fondamentaux de l'ABA consistent en un ensemble d'idées et de méthodes destinées à accroître les comportements souhaités et à diminuer les comportements indésirables.

Les fondamentaux de l'ABA

Reconnaître les idées et techniques fondamentales de l'ABA est nécessaire pour comprendre ses fondements :

1. Évaluation comportementale :

La première étape de l'ABA est une évaluation comportementale complète, qui implique l'obtention méthodique de données pour comprendre le but et les modèles de comportement. Les éléments importants sont les suivants :

Identification du comportement cible : Identifier les actions qui feront l'objet de l'intervention. Il peut s'agir de certains comportements comme les interactions sociales, les capacités de communication ou les habitudes inutiles qui doivent changer.

Antécédents et conséquences : L'analyse des circonstances ou des événements (antécédents) qui ont conduit au comportement cible et aux résultats qui en découlent est connue sous le nom de « antécédents et conséquences ». Cela aide à localiser les tendances et les catalyseurs.

2. Traitements comportementaux :

Après avoir identifié les comportements cibles, ABA crée des traitements fondés sur des principes comportementaux pour apporter un changement positif. Parmi les éléments fondamentaux des traitements comportementaux figurent :

Renforcement positif: Utiliser des récompenses positives pour rendre les comportements souhaités plus susceptibles de se produire est connu sous le nom de renforcement positif. Pour renforcer un comportement, cela implique d'offrir immédiatement des prix ou des incitations.

Renforcement négatif : Supprimer ou éviter des stimuli désagréables pour rendre un comportement plus susceptible de se produire est appelé renforcement négatif. Contrairement à la punition, cela implique la mise en place de circonstances qui permettent à la personne de fuir ou d'éviter un inconfort.

Châtiment: Imposer des sanctions pour rendre les actions indésirables moins probables. Lorsque cela est possible, l'ABA favorise le recours au renforcement positif plutôt qu'à la punition.

3. Collecte de données :

Un élément clé de l'ABA est la collecte de données, qui met l'accent sur l'observation méthodique et objective. Ceci comprend:

La mesure: Mettre les comportements en termes observables et quantifiables afin que des données précises puissent être collectées.

Données de base : Recueillir des informations avant de mettre en œuvre des traitements pour déterminer la fréquence, la durée et la gravité des comportements cibles tels qu'ils existent déjà.

Surveillance continue : Recueillir des informations pendant et après les actions pour évaluer les résultats et prendre des décisions éclairées.

4. Forfaits personnalisés :

ABA reconnaît l'individualité de chaque personne et conçoit des interventions pour répondre à ses besoins particuliers. Ceci comprend:

Fixer des objectifs clairs : Spécifier des objectifs quantifiables qui tiennent compte des forces, des faiblesses et des priorités de développement de la personne.

Inviter et façonner : Utiliser des indices ou de l'aide, inciter et façonner travaillent ensemble pour conduire progressivement un individu vers des actions souhaitables en renforçant les approximations successives.

5. Généralisation:

Ceci est important pour l'ABA car cela garantit que les comportements enseignés sont transférables en dehors des environnements particuliers dans lesquels les interventions sont mises en œuvre. Parmi les techniques de généralisation figurent :

Modification des paramètres : Mettre en pratique des interventions dans divers contextes pour encourager le transfert de capacités vers de nouvelles situations.

Divers Stimuli : Promouvoir l'utilisation des comportements enseignés en réaction à divers stimuli, personnes et circonstances.

6. Soutien au comportement positif :

La théorie derrière l'ABA est le soutien aux comportements positifs, qui met davantage l'accent sur la promotion active des comportements positifs que sur la simple minimisation des comportements négatifs. Cette stratégie implique :

Évaluation du comportement fonctionnel (FBA) : Les FBA sont utilisés pour déterminer la raison ou la fonction d'un comportement, ce qui éclaire la création d'interventions réussies.

Planification collaborative : Pour garantir la cohérence et la généralisabilité des interventions, inclure les parents, les tuteurs, les éducateurs et autres parties concernées dans le processus de planification.

Pour résumer, les principes fondamentaux de l'analyse appliquée du comportement impliquent une approche méthodique pour comprendre, évaluer et modifier le comportement. Grâce à l'utilisation de concepts tels que la planification sur mesure, la collecte continue de données et le renforcement positif, l'ABA offre un cadre méthodique pour encourager des modifications comportementales constructives et améliorer le bien-être général des personnes.

Mettre l'ABA en pratique à la maison

Stratégies collaboratives à domicile :

Les parents, les soignants et les professionnels doivent travailler ensemble pour mettre en œuvre l'ABA à la maison.

- **Éducation des parents** : Éduquer les parents à l'ABA pour améliorer leur capacité à mettre en pratique les techniques.
- **Cohérence:** Utiliser les techniques ABA pour renforcer l'apprentissage de manière cohérente.

Inclure l'ABA dans les routines quotidiennes :

L'intégration de l'ABA dans les routines quotidiennes augmente son efficacité.

- **Analyse de routine** : Cela implique l'évaluation des activités quotidiennes pour trouver les domaines qui pourraient bénéficier d'interventions ciblées.
- **Plans de soutien comportemental :** Élaborer et mettre en œuvre des plans d'accompagnement comportemental pour faire face aux difficultés particulières rencontrées dans les tâches quotidiennes.

Évaluation des progrès en ABA

Suivi des progrès basé sur les données :

L'évaluation des progrès de l'ABA est une procédure basée sur des données qui nécessite une évaluation et une modification continues.

- **L'analyse des données:** L'examen systématique des informations recueillies pour évaluer les changements de comportement.
- **Ajustement des interventions :** Apporter des changements aux interventions en réponse aux problèmes et aux améliorations observées.
- **Examen collaboratif :** Pour garantir une image complète des progrès, des examens collaboratifs impliquant des experts en ABA, des éducateurs et des parents sont menés.

Célébrer le succès et modifier les objectifs :

La motivation et le renforcement proviennent de la reconnaissance et de l'applaudissement des réalisations.

- Utiliser le renforcement positif pour reconnaître et promouvoir les comportements souhaités est appelé renforcement positif.
- Objectifs changeants à la lumière des jalons atteints et des exigences de développement changeantes.

Ce chapitre sur les interventions thérapeutiques clarifie essentiellement le rôle essentiel que joue l'analyse comportementale appliquée, ou ABA, dans le développement des enfants atteints de TSA. Les parents et autres tuteurs peuvent exploiter la puissance de cette méthode basée sur la recherche pour aider leurs enfants à obtenir des résultats significatifs et bons en apprenant les principes fondamentaux de l'ABA, en les mettant en pratique ensemble à la maison et en évaluant régulièrement leurs progrès.

Thérapie de la parole et du langage

Pour aider les enfants atteints de troubles du spectre autistique (TSA) à surmonter leurs difficultés de communication, l'orthophonie est abordée en détail dans cette partie. Pour responsabiliser les personnes atteintes de TSA, ce chapitre approfondit les nuances du traitement des problèmes de communication, l'étude des stratégies d'orthophonie et le développement de la communication fonctionnelle.

L'objectif de l'orthophonie est d'aider les personnes atteintes de TSA à communiquer plus efficacement en abordant leurs difficultés et en améliorant leur capacité d'expression et d'interaction sociale.

Défis de communication dans l'autisme

Les personnes diagnostiquées avec un trouble du spectre autistique ont souvent des modes de communication distincts caractérisés par des difficultés d'interaction sociale, d'acquisition du langage et de capacités pratiques. Les difficultés importantes consistent en :

1. **Déficits de communication sociale :** Incapacité à lire et à interpréter les signes non verbaux dans des situations sociales, tels que les gestes et les expressions faciales.
2. **Retards dans la parole et le langage :** Les différences individuelles dans l'apprentissage des langues peuvent entraîner des retards dans le développement de la parole et du langage.
3. **Interprétation littérale :** Propension à prendre les mots au pied de la lettre, ce qui rend difficile la compréhension des expressions idiomatiques ou du langage figuré.

Exemple de scénario réel : Disons qu'un enfant atteint d'un trouble du spectre autistique a du mal à comprendre le sarcasme. Lorsqu'un camarade de classe remarque : "Bien joué, Einstein !" en plaisantant au cours d'une conversation, l'enfant peut prendre cela comme une véritable insulte et rater la comédie voulue par la blague. Le but de l'orthophonie serait d'aider le jeune à comprendre les signaux sociaux et le langage métaphorique.

Techniques d'orthophonie

L'orthophonie utilise une gamme de méthodes pour traiter les difficultés de communication particulières liées aux TSA. Les méthodes consistent à :

1. **Supports visuels :** Améliorer la compréhension et l'expression grâce à l'utilisation d'aides visuelles, notamment des images, des graphiques et des histoires sociales.

2. **Communication Augmentative et Alternative (CAA) :** Présentation de cette approche et de ses technologies pour soutenir les personnes ayant des capacités verbales limitées. Ces systèmes peuvent prendre la forme de tableaux de communication, d'appareils ou d'applications.

3. **Activités pour améliorer la clarté de la parole et l'articulation :** Pour les personnes souffrant de troubles de la parole, ces activités contribuent à la clarté et à l'articulation de la parole.

Un exemple de scénario réel serait celui d'un jeune atteint de TSA qui a des problèmes d'articulation, ce qui rend difficile pour les autres de comprendre ce qu'il dit. Au cours des séances d'orthophonie, les patients peuvent pratiquer certains sons à l'aide de jeux, d'exercices et de repères visuels pour améliorer l'intelligibilité et l'articulation globales de leur parole.

Promouvoir la communication fonctionnelle

L'objectif de l'orthophonie est d'aider les personnes atteintes de TSA à communiquer leurs besoins, leurs désirs et leurs idées de manière claire et concise. Parmi les stratégies figurent :

- Enseigner aux gens des méthodes alternatives et socialement acceptables pour exprimer leurs désirs et leurs désirs est connu sous le nom de formation à la communication fonctionnelle ou FCT.
- Y compris des instructions pour améliorer les capacités linguistiques pragmatiques, telles que se relayer, garder un contact visuel et reconnaître les indices de conversation.
- Encourager les chances des personnes atteintes de TSA de pratiquer la communication sociale dans des contextes authentiques.

Exemple de situation réelle : Prenons l'exemple d'un adolescent TSA qui a du mal à entamer et à poursuivre des discussions. Des scénarios de jeux de rôle, des exercices de salutation et des discussions sur la manière de participer à des discussions avec des pairs sont tous possibles en orthophonie. L'adolescent acquiert la capacité d'établir et de participer à des contacts sociaux significatifs au fil du temps.

L'orthophonie est essentiellement une intervention transformatrice qui aide les personnes atteintes de TSA qui ont des difficultés à communiquer. L'orthophonie joue un rôle crucial en aidant les personnes autistes à atteindre leur plein potentiel de communication en utilisant des stratégies spécialisées et en encourageant la communication fonctionnelle. Cela ouvre la porte à des interactions plus significatives et à des possibilités d'expression.

Thérapie sensorielle et ergothérapie

Dans cette section, nous nous concentrerons sur les thérapies professionnelles et sensorielles, qui sont des éléments cruciaux pour fournir un traitement complet aux enfants atteints de troubles du spectre autistique (TSA). Ce chapitre traite de l'importance du développement de la motricité fine et globale, plonge dans les techniques d'intégration sensorielle et met en évidence le rôle de l'ergothérapie.

La thérapie sensorielle et l'ergothérapie font partie d'une stratégie complète qui répond aux divers besoins des personnes atteintes de troubles du spectre autistique (TSA), favorise le développement des compétences et améliore leur capacité à interagir de manière significative avec leur environnement.

Importance de l'ergothérapie

L'ergothérapie est essentielle pour améliorer l'indépendance et le fonctionnement quotidien des personnes atteintes de TSA. Les éléments importants sont les suivants :

1. **Compétences en matière de soins personnels :** Gérer les difficultés liées aux activités de la vie quotidienne (AVQ), notamment manger, s'habiller et faire sa toilette.
2. **Traitement sensoriel :** Aider les gens à contrôler leurs apports sensoriels et leur faciliter la participation aux activités quotidiennes.

3. Favoriser l'indépendance : Faites-le en incorporant des tâches adaptées à l'âge et au stade de développement d'un individu.

Techniques d'intégration des sens

La gestion et le traitement efficaces des informations sensorielles sont rendus possibles pour les personnes atteintes de TSA grâce à l'utilisation de stratégies d'intégration sensorielle. Parmi les stratégies figurent :

1. **Régimes sensoriels :** Adapter les exercices et les stimuli sensoriels aux besoins de chacun, en tenant compte de l'hyper et de l'hyposensibilité.
2. **Modifications environnementales :** Créer des espaces confortables et sensoriels qui réduisent la surcharge sensorielle.
3. **Techniques de désensibilisation :** Exposer progressivement les gens à des stimuli pour diminuer la sensibilité et l'aversion.

Développement de la motricité fine et globale

Les principaux objectifs de l'ergothérapie comprennent le développement de la motricité fine et globale, qui aborde les problèmes de coordination et de contrôle moteur. Parmi les stratégies figurent :

1. **Tâches motrices fines :** Il s'agit notamment de gribouiller, de couper avec des ciseaux et de tenir de petits objets. Ils contribuent également à améliorer la coordination et la précision.
2. **Exercices de motricité globale :** Incluez des exercices pour améliorer l'équilibre, la coordination et la conscience spatiale en plus de mouvements plus importants.

3. Interventions basées sur le jeu : Présenter des activités ludiques thérapeutiques qui allient le développement de la motricité à des activités agréables.

Imaginez un enfant atteint de TSA qui a des problèmes de motricité fine dans le monde réel. Cela affecterait leur capacité à écrire clairement. Des activités comme peindre avec les doigts, ramasser de petits objets avec des pincettes et pratiquer la formation de lettres dans un environnement sensoriel sont quelques exemples de ce que peuvent impliquer les séances d'ergothérapie. Ces interventions contribuent à améliorer les capacités d'écriture manuscrite et le contrôle de la motricité fine au fil du temps.

En conclusion, l'ergothérapie et la thérapie sensorielle s'imposent comme des composantes essentielles du système d'accompagnement multiforme des personnes avec TSA. En soulignant l'importance de l'ergothérapie, en intégrant des stratégies d'intégration sensorielle et en se concentrant sur le développement de la motricité fine et globale, cette approche thérapeutique favorise un développement global qui va au-delà de la gestion des symptômes pour soutenir la santé globale et l'autonomie fonctionnelle.

DES EXERCICES

Appliquer des stratégies à la maison :

- ☐ Choisissez une intervention thérapeutique discutée dans le chapitre (par exemple, ABA) et mettez-en en œuvre un aspect de base à la maison.
- ☐ Tenez un journal quotidien des réponses de votre enfant et de tout changement de comportement.

Réflexion et commentaires :

- ☐ Réfléchissez à votre expérience après une semaine. Quels aspects de l'intervention thérapeutique ont bien fonctionné et quelles difficultés avez-vous rencontrées ?
- ☐ Partagez vos expériences avec le thérapeute ou le réseau de soutien de votre enfant. Sollicitez des commentaires et des suggestions pour affiner l'intervention à domicile.

Chapitre cinq

Développement social et émotionnel

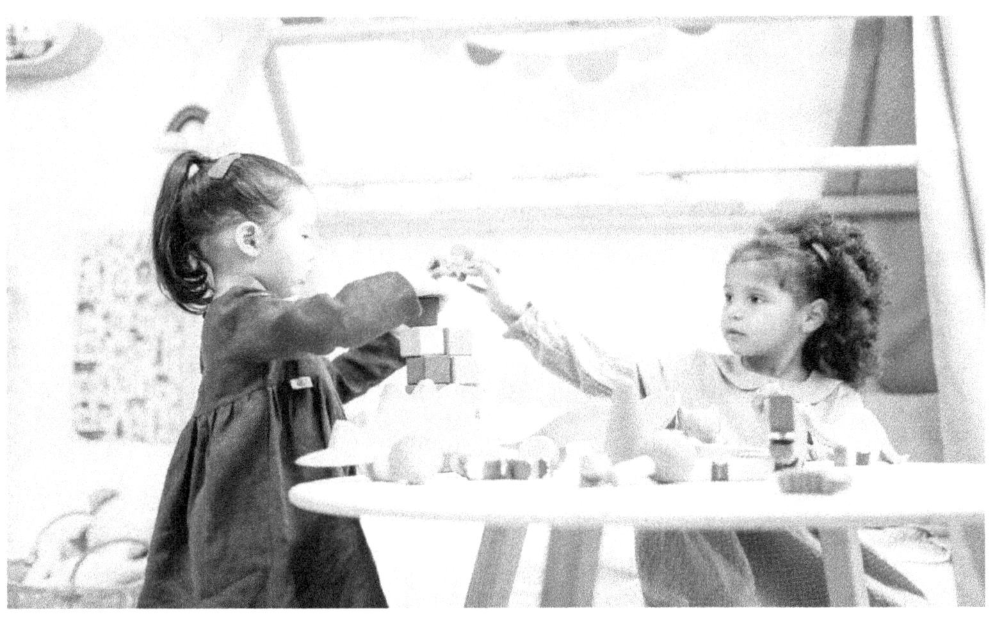

Ce chapitre explorera le développement social et émotionnel dans le parcours complexe d'élever des enfants atteints de troubles du spectre autistique (TSA). Il met en évidence l'influence significative de l'intelligence émotionnelle sur le bien-être et les interactions sociales des personnes autistes. Soulignant l'importance de promouvoir le bien-être émotionnel des enfants autistes, ce chapitre clarifie la compréhension des émotions dans l'autisme, l'enseignement de la littératie émotionnelle, l'identification et le contrôle des émotions et la gestion de l'anxiété et des crises.

Comprendre les émotions dans l'autisme

Il peut être difficile et incroyablement instructif pour les enfants autistes de se frayer un chemin dans un environnement émotionnel complexe. Pour renforcer la résilience et encourager le développement social et émotionnel, il est essentiel de comprendre les subtilités des expériences émotionnelles.

Favoriser l'intelligence émotionnelle

Enseigner l'alphabétisation émotionnelle implique de donner aux enfants autistes les compétences linguistiques et de compréhension dont ils ont besoin pour communiquer et comprendre les émotions. Parmi les stratégies figurent :

1. **Supports visuels :** Étiqueter et illustrer diverses émotions à l'aide d'aides visuelles telles que des tableaux d'émotions ou des flashcards comprenant des expressions faciales.
2. **Narration :** Développer et diffuser des récits qui montrent des personnages traversant diverses émotions, offrant des informations de base et encourageant l'empathie.
3. **Jouer un rôle:** Jouer des scénarios pour acquérir de l'expérience dans l'identification et la gestion des émotions dans des contextes authentiques.

Reconnaître et gérer les émotions

Identifier et gérer les émotions consiste à fournir aux enfants autistes les outils dont ils ont besoin pour identifier et gérer leurs sentiments. Parmi les stratégies figurent :

1. **Exercices d'auto-réflexion :** Aider les enfants à reconnaître et à communiquer leurs sentiments en favorisant la réflexion par l'écriture ou le dessin.

2. **Techniques de pleine conscience :**Introduisez des exercices de pleine conscience pour améliorer la conscience émotionnelle et donnez-vous les outils dont vous avez besoin pour contrôler vos émotions.

3. **Histoires sociales :**La création d'histoires sociales qui aident les enfants à reconnaître et à contrôler leurs émotions dans diverses situations sociales.

Gérer l'anxiété et les dépressions

Faire face aux tempêtes émotionnelles implique de créer des plans pour éviter et atténuer les effets des sentiments intenses. Les composants importants sont les suivants :

1. **Techniques de réduction de l'anxiété :** Pour réduire l'anxiété, utilisez des méthodes comme la relaxation musculaire progressive, la respiration profonde ou les pauses sensorielles.

2. **Stratégies de communication:** L'élaboration de stratégies de communication peut aider les gens à exprimer leurs besoins et leurs sentiments de manière efficace, ce qui réduira les risques de crise.

3. **Modification de l'environnement :** Établir des routines et un environnement adaptés aux sens pour réduire les déclencheurs susceptibles de provoquer dé l'anxiété ou des crises.

Cette étape, essentiellement axée sur le développement social et émotionnel, met en évidence l'importance de soutenir l'intelligence émotionnelle des enfants autistes. Les parents et autres soignants peuvent jouer un rôle crucial dans l'établissement d'une base de bien-être émotionnel qui soutient le développement social et émotionnel de leur enfant en apprenant les nuances des émotions dans l'autisme, en enseignant la littératie émotionnelle, en aidant à l'identification et à la gestion des émotions et en gérant les émotions. anxiété et crises.

Compétences sociales et amitié

Cette partie se concentrera sur l'amitié et les compétences sociales tout en continuant d'examiner la croissance sociale et émotionnelle des enfants atteints de troubles du spectre autistique (TSA). Pour aider les personnes autistes à développer des liens sociaux significatifs, ce chapitre explore les nuances des techniques de création d'amitiés, de développement de compétences sociales et d'interaction productive avec les pairs.

Favoriser les camaraderies

Construire des amitiés est un élément crucial du développement social et émotionnel des personnes atteintes de troubles du spectre autistique. Comprenant les nombreuses difficultés qui peuvent survenir dans des situations sociales, les parents et autres soignants sont essentiels pour contribuer à créer des relations durables. Ceci comprend:

1. **Faciliter les opportunités sociales :** Cela implique de créer des opportunités d'interaction sociale dans des environnements organisés, notamment des rendez-vous de jeu, des clubs ou des activités de groupe.

2. **Promouvoir les intérêts communs :** Trouver et favoriser des intérêts communs entre les pairs et les personnes atteintes de TSA contribue à établir un pont de communication.

3. **Encourager l'inclusivité :** Promouvoir des comportements inclusifs dans les contextes sociaux pour que les personnes atteintes de TSA se sentent à l'aise et incluses.

Activités pour développer les compétences sociales

Certaines activités améliorent les compétences sociales et constituent un élément crucial de l'ensemble d'outils de développement des personnes atteintes de troubles du spectre autistique. Le développement d'activités ciblées et l'amélioration des compétences sociales sont facilités. Parmi les stratégies figurent :

1. **Scénarios de jeu de rôle :** En créant des scénarios qui ressemblent étroitement à des contextes sociaux réels, les gens peuvent perfectionner et améliorer leurs compétences sociales.

2. **Jeux de groupe :** Jouer à des jeux de groupe ou participer à des activités qui favorisent la communication, la coopération et le tour de rôle.

3. **Ateliers de communication :** Inscrire des personnes à des séminaires de communication qui mettent l'accent sur l'écoute active, les signaux verbaux et non verbaux et d'autres compétences de communication cruciales.

Techniques d'interaction avec les pairs

Aider les personnes atteintes de troubles du spectre autistique (TSA) à naviguer dans les interactions sociales avec leurs pairs est rendu possible par des stratégies efficaces d'interaction entre pairs. Parmi les stratégies figurent :

1. **Programmes organisés de soutien par les pairs :** Mettre en place des programmes organisés dans lesquels les pairs neurotypiques apprennent à offrir assistance et orientation.
2. **Supports visuels :** Les tableaux de communication et les scripts sociaux sont des exemples d'outils visuels de communication qui peuvent être introduits pour améliorer la compréhension et la communication lors des interactions.
3. **Faciliter les activités partagées :** Cela se fait en encourageant les initiatives de coopération et les activités partagées qui construisent de solides relations avec les pairs.

Pour les personnes atteintes de TSA, l'amitié et les compétences sociales sont des éléments fondamentaux de leur tissu social et émotionnel. Les parents et les soignants permettent aux personnes atteintes de TSA de s'épanouir socialement et d'établir des liens significatifs en favorisant les amitiés, en participant à des activités intentionnelles qui développent les compétences sociales et en mettant en pratique des techniques efficaces d'interaction avec les pairs.

Promouvoir l'indépendance

Cette phase explore le sujet crucial de la promotion de l'indépendance dans le contexte du développement social et émotionnel des personnes atteintes de troubles du spectre autistique (TSA). Il met en lumière la nécessité de développer des compétences de vie, de soutenir l'auto-représentation et de mettre en place une planification efficace de la transition des adultes pour permettre aux personnes atteintes de TSA de devenir autonomes et autosuffisantes.

Développement des compétences de vie

Pour les personnes atteintes de TSA, développer des compétences de vie est une première étape cruciale sur le chemin de l'indépendance. Cela peut être accompli de plusieurs manières, notamment :

1. **Activités pour la vie quotidienne :** Offrir aux gens la possibilité de pratiquer et de maîtriser les tâches liées à la vie quotidienne, comme la préparation des repas, l'hygiène personnelle et les tâches ménagères.

2. **Navigation communautaire :** Organiser des activités qui améliorent la capacité de chacun à se déplacer dans la communauté, comme faire du shopping, prendre les transports en commun et participer à des sorties sociales.

3. **Séquencement des tâches :** Ce processus permet aux utilisateurs de terminer de manière indépendante diverses tâches en divisant les tâches difficiles en étapes gérables.

Promouvoir la défense de soi

L'un des moyens les plus importants de soutenir l'indépendance des personnes atteintes de TSA est de promouvoir l'auto-représentation. Parmi les stratégies figurent :

1. **Formation en communication :**Apprendre aux gens à communiquer efficacement afin qu'ils puissent exprimer leurs désirs, leurs préférences et leurs objectifs est connu sous le nom de formation à la communication.
2. **Proposer des options aux gens pour qu'ils prennent des décisions :** Donner aux gens la possibilité de prendre des décisions sur différentes facettes de leur vie.
3. **Bâtir la confiance :** Encourager les gens à prendre conscience d'eux-mêmes et à avoir confiance en eux pour leur permettre de se défendre dans diverses situations.

Élaborer un plan de transition pour adultes

La planification de la transition vers l'âge adulte est une méthode approfondie conçue pour préparer les personnes atteintes de TSA aux opportunités et aux défis de l'âge adulte. Ceci comprend:

1. **Formation professionnelle:** Offrir des instructions et du matériel pour aider les gens à développer leurs capacités professionnelles et à choisir des itinéraires de carrière possibles.
2. **Compétences de vie autonome :**Fournir une assistance ciblée pour aider les gens à développer les compétences nécessaires à une

vie indépendante, telles que la budgétisation, la recherche d'un logement et l'utilisation des ressources du quartier.

3. **Création d'objectifs collaboratifs :** Avoir des conversations sur la création d'objectifs avec des personnes atteintes de TSA, leurs familles et les systèmes de soutien pertinents.

Essentiellement, Promoting Independence est un projet qui change la vie, qui va au-delà des difficultés aiguës associées à l'autisme et vise à fournir aux personnes atteintes de TSA les ressources et les capacités nécessaires pour mener une vie indépendante et satisfaisante. Le développement des compétences de vie, l'auto-représentation et une planification minutieuse de la transition adulte sont autant de moyens par lesquels les parents et les soignants aident les personnes atteintes de TSA à atteindre leur plein potentiel et à maintenir leur autonomie tout en cheminant vers l'indépendance.

DES EXERCICES

Reconnaître et gérer les émotions :

- ☐ Observez les expressions émotionnelles et les réponses de votre enfant dans différentes situations.
- ☐ Créez un tableau visuel ou utilisez le journal fourni pour enregistrer les émotions de votre enfant. Incluez des moments à la fois positifs et difficiles.

Plan de gestion des émotions :

- ☐ Identifiez une émotion spécifique avec laquelle votre enfant peut être aux prises (par exemple, anxiété, frustration).
- ☐ Élaborez un plan pour aider votre enfant à gérer cette émotion de manière positive.

Mise en œuvre et ajustements :

- ☐ Mettez en œuvre le plan et suivez son efficacité sur plusieurs semaines.
- ☐ Ajustez la stratégie si nécessaire et célébrez toute amélioration du bien-être émotionnel de votre enfant.

Chapitre six

Collaborer avec les professionnels de la santé

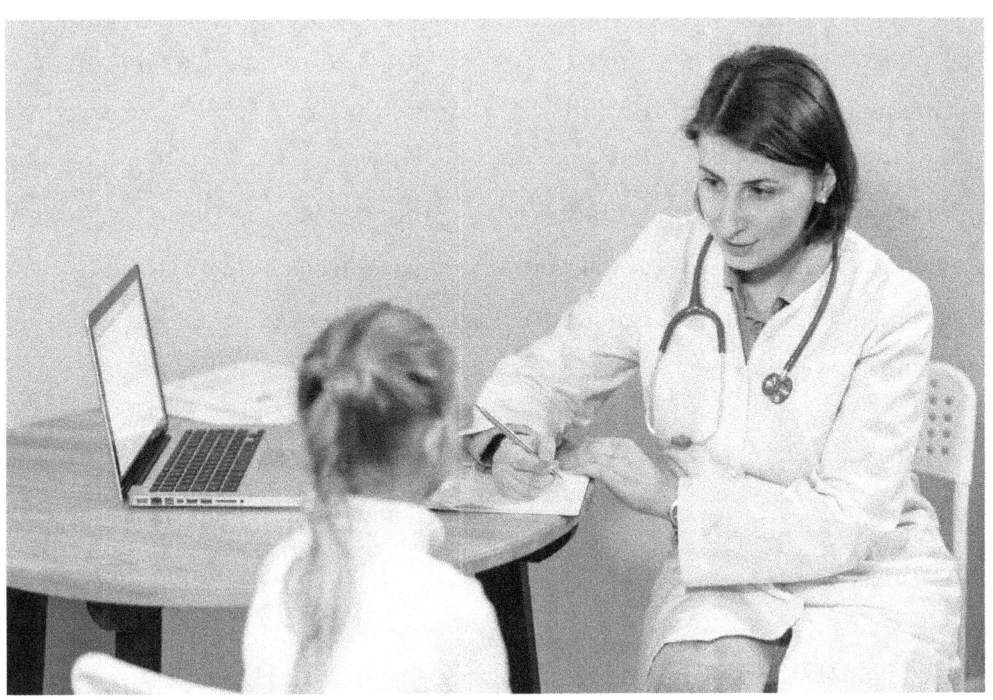

Ce chapitre explore le domaine critique de la collaboration avec les professionnels de la santé dans le monde complexe de l'éducation des enfants atteints de troubles du spectre autistique (TSA). Il guidera les lecteurs à travers les processus difficiles mais nécessaires consistant à créer une équipe de soins attentionnée, à choisir et à collaborer avec des experts, à favoriser des relations productives avec d'autres professionnels et à promouvoir un traitement global pour garantir le bien-être général des personnes atteintes de TSA.

Construire une équipe de soins de soutien

La création d'une équipe de soins de soutien est essentielle pour répondre aux besoins variés des personnes atteintes de troubles du spectre autistique. Cela peut être fait en réunissant un groupe d'experts de différents domaines, tels que des pédiatres, des neurologues, des psychologues, des ergothérapeutes, des orthophonistes et des enseignants. Également, la planification collaborative qui consiste à favoriser le travail d'équipe et la communication pour garantir une approche cohérente et unie des soins aux patients.

Choisir et travailler avec des experts

Il est essentiel de personnaliser l'expertise pour répondre à des besoins spécifiques. Choisir et collaborer avec des spécialistes implique de trouver des experts possédant des connaissances spécifiques pertinentes aux besoins particuliers des personnes atteintes de TSA. Cela comprend :

1. **Spécialistes du neurodéveloppement :** Nous recherchons des experts dans le domaine des problèmes neurodéveloppementaux pour proposer des évaluations et des traitements approfondis.

2. **Thérapeutes comportementaux :** Travailler en collaboration avec des analystes du comportement et d'autres thérapeutes pour résoudre les problèmes de comportement et mettre en œuvre des traitements éprouvés par la recherche.

3. **Communication et ergothérapeutes :**Solliciter l'aide d'experts dans les domaines de l'ergothérapie et de la communication pour résoudre des problématiques particulières dans ces domaines.

Maîtrise de l'interaction avec des experts

La gestion des dialogues collaboratifs est un élément clé du travail ensemble, une communication efficace entre les professionnels garantit un échange d'informations fluide entre les soignants et les prestataires de soins. Cela peut être fait de plusieurs manières, notamment :

1. **Canaux de communication ouverts :**Des canaux de communication clairs et transparents doivent être établis pour échanger des objectifs, des préoccupations et des observations.
2. **Mises à jour régulières :** Donner des mises à jour régulières sur le développement de la personne, ses difficultés et tout ajustement à ses besoins.
3. **Écoute et compréhension :**Écouter activement les points de vue des experts et demander des éclaircissements si nécessaire peut aider à bâtir un partenariat coopératif et bien informé.

Promouvoir des soins de santé tout compris

Assurer le bien-être holistique implique de promouvoir et de défendre le bien-être général des personnes atteintes de TSA, ce qui constitue un élément clé de la promotion de soins complets. Parmi les stratégies figurent :

1. **Plans de soins personnalisés :** Créer des plans de soins personnalisés qui prennent en compte les besoins médicaux,

comportementaux, éducatifs et sociaux d'un patient de manière collaborative.

2. **Services de coordination :** Promouvoir des services coordonnés entre thérapeutes, éducateurs et professionnels de la santé pour garantir une approche intégrée et globale.

3. **Navigation dans les ressources et les assurances :** Aider les familles à trouver des ressources pour soutenir des soins complets et à naviguer dans le système d'assurance.

La collaboration avec les professionnels de la santé est, à la base, un processus proactif et dynamique essentiel au bien-être des personnes atteintes de TSA. Grâce à la construction stratégique d'une équipe de soins de soutien, à la sélection de spécialistes en fonction des besoins individuels, à la promotion d'une communication efficace et à la promotion de soins globaux, les parents et les soignants jouent un rôle central pour garantir que leurs proches obtiennent des soins personnalisés et un accompagnement varié et nécessaire au meilleur développement et à la meilleure qualité de vie possible.

Manipulation des médicaments et des traitements

Cette partie explore le monde complexe de la gestion des médicaments et des thérapies dans le réseau complexe de soins pour les personnes atteintes de troubles du spectre autistique (TSA). Le processus complexe consistant à comprendre les options médicamenteuses, à surveiller leurs effets et à intégrer habilement les interventions thérapeutiques dans la vie quotidienne des personnes atteintes de TSA est examiné dans ce chapitre.

Reconnaître vos options de médicaments

En parcourant les possibilités pharmaceutiques, en comprenant les options de médicaments, les thérapies pharmacologiques spécialement conçues pour répondre aux besoins des personnes atteintes de TSA sont explorées en profondeur. Les éléments importants à prendre en compte sont :

1. **Médicaments psychotropes :**Examinez de plus près le groupe de médicaments appelés psychotropes, qui peuvent être utilisés pour traiter certaines affections, notamment l'anxiété, les TOC ou les problèmes d'attention.

2. **Antipsychotiques et stabilisateurs de l'humeur :**Évaluer les avantages et les inconvénients possibles des stabilisateurs de l'humeur et des antipsychotiques dans le traitement des troubles de l'humeur ou des comportements problématiques.

3. **Médicaments stimulants :**Examiner la fonction des médicaments stimulants dans le traitement des problèmes d'attention et d'hyperactivité tout en pesant les avantages et les inconvénients de chacun.

Suivi des effets des médicaments

En dirigeant le parcours médicamenteux pour maximiser le traitement, les effets des médicaments doivent être surveillés de manière continue et dynamique. Ceci comprend:

1. **Examens médicaux fréquents :**Organiser des examens médicaux de routine avec des médecins spécialistes pour évaluer l'impact des médicaments d'une personne sur son état de santé général.

2. **Surveillance des changements de comportement :** Garder une trace de la façon dont le comportement, les émotions et l'attention varient pour voir les conséquences néfastes possibles ou les corrections nécessaires.

3. **Prise de décision collaborative :**Travailler avec des professionnels de la santé pour modifier les prescriptions, modifier les dosages ou envisager d'autres choix à la lumière de la réponse du patient est connu sous le nom de prise de décision collaborative.

Inclure des thérapies dans les activités quotidiennes

L'intégration harmonieuse des interventions de soutien, y compris différentes interventions thérapeutiques, dans la vie quotidienne implique l'intégration fluide des thérapies dans la routine quotidienne des personnes atteintes de TSA. Cela comprend :

1. **Cohérence des approches thérapeutiques :**Veiller à ce que les interventions thérapeutiques, telles que l'ergothérapie, la thérapie comportementale et l'orthophonie, soient appliquées de manière cohérente tout au long des activités quotidiennes est connu sous le nom de cohérence dans les approches thérapeutiques.

2. **Stratégies à domicile :** Adapter les techniques thérapeutiques à une utilisation en milieu familial, en favorisant la cohérence entre les soins extérieurs et les activités quotidiennes.

3. **Coopération avec des thérapeutes :** Créer des objectifs individualisés et réalisables pour les tâches quotidiennes grâce à un travail coopératif avec des thérapeutes.

La gestion des médicaments et des thérapies est essentiellement un processus délicat qui implique des connaissances scientifiques, une observation étroite et une intégration délibérée dans les activités quotidiennes des personnes atteintes de TSA. Les soignants et les professionnels de la santé peuvent travailler ensemble pour naviguer sur le terrain complexe des interventions, en visant une approche équilibrée et personnalisée qui maximise le bien-être et les progrès développementaux des personnes atteintes de TSA, en comprenant parfaitement les options de médicaments, en surveillant de près leurs effets et en intégrant de manière transparente. thérapies dans les routines quotidiennes.

Utiliser les ressources financières et d'assurance

Favoriser le bien-être financier pour des soins complets est exploré dans le thème crucial de l'assurance et de la navigation dans les ressources financières dans le processus continu de prestation de soins aux personnes atteintes de troubles du spectre autistique (TSA). Afin de promouvoir le bien-être financier et de garantir des soins complets aux personnes atteintes de TSA, ce chapitre offre des informations sur l'obtention d'une couverture d'assurance, l'enquête sur les programmes de soutien financier et le lobbying en faveur de changements législatifs.

Obtenir une protection d'assurance

Débloquer un soutien financier avec une couverture d'assurance est une étape cruciale pour obtenir les fonds nécessaires pour répondre aux divers besoins des personnes atteintes de troubles du spectre autistique. Parmi les stratégies figurent :

1. **Couverture complète de la police :** Examiner en détail les régimes d'assurance pour comprendre quels traitements, médicaments sur ordonnance et interventions médicales sont couverts.

2. **Utiliser les avantages particuliers à l'autisme :** Déterminer et exploiter les avantages particuliers des interventions liées à l'autisme, telles que la thérapie comportementale et les consultations d'experts.

3. **Maintenir une communication fréquente :** Maintenir des lignes de communication ouvertes avec les compagnies d'assurance pour poser des questions sur les détails de la couverture, soumettre des réclamations et résoudre toute incohérence.

Examen des programmes d'aide financière

La recherche de programmes d'aide financière implique de localiser et d'utiliser une gamme de sources de soutien financier. Cela comprend :

1. **Programmes d'aide gouvernementale :** examiner et soumettre des demandes pour des initiatives parrainées par le gouvernement telles que Medicaid et Supplemental Security Income (SSI) qui offrent une aide financière aux personnes handicapées.

2. **Associations à but non lucratif:** Solliciter l'aide de fondations et de groupes à but non lucratif qui accordent des subventions ou d'autres aides financières, en particulier aux personnes atteintes de TSA et à leurs familles.

3. **Ressources communautaires:**Utiliser les ressources communautaires disponibles dans la région pour aider à financer des conseils, des initiatives éducatives ou d'autres services nécessaires.

Plaider en faveur de changements de politique

Promouvoir des changements politiques implique de participer activement à des initiatives visant à créer des lois qui améliorent l'accessibilité et l'aide financière pour les personnes atteintes de TSA. Parmi les stratégies figurent :

1. **Participation à des groupes de défense :** Devenir membre ou prêter assistance à des groupes de défense qui travaillent à la réforme des lois locales, étatiques ou fédérales sur l'autisme.

2. **Interagir avec les législateurs :** Contacter les politiciens pour discuter des problèmes, offrir des témoignages de première main sur les difficultés rencontrées et promouvoir des lois qui répondent aux besoins particuliers des personnes atteintes de TSA.

3. **Participation aux forums publics :**Assister à des assemblées publiques, à des forums publics ou à des débats politiques peut aider à élaborer des politiques inclusives en fournissant des points de vue et des réflexions de première main.

Naviguer dans les assurances et les ressources financières est essentiellement un effort proactif et à plusieurs volets visant à garantir que les préoccupations financières ne deviennent pas des obstacles à la fourniture de soins complets aux personnes atteintes de TSA. En obtenant une assurance, en examinant les options d'aide financière et en faisant pression en faveur de réformes législatives, les soignants et les personnes atteintes de TSA assument le rôle de défenseurs non seulement de leurs propres besoins urgents, mais également des avancées systémiques qui profitent à la communauté autistique dans son ensemble.

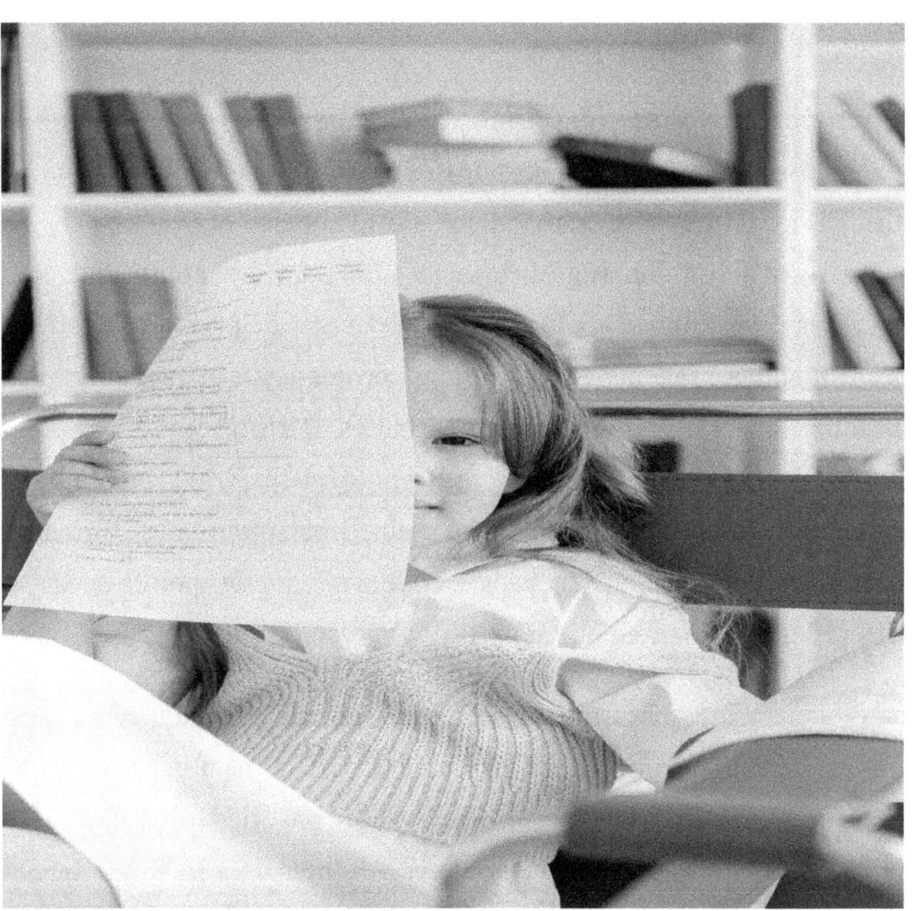

DES EXERCICES

Construire une équipe de soins de soutien :

- ☐ Réfléchissez à vos expériences de collaboration avec des professionnels de la santé. Quels aspects ont été positifs et où voyez-vous des opportunités d'amélioration ?
- ☐ Répertoriez tous les spécialistes avec lesquels vous travaillez actuellement ou que vous aimeriez rechercher pour obtenir une assistance supplémentaire.

Communication efficace :

- ☐ Décrivez une situation dans laquelle une communication efficace avec un professionnel de la santé a eu un impact positif sur les soins prodigués à votre enfant.
- ☐ Partagez une stratégie de communication que vous trouvez particulièrement utile lorsque vous interagissez avec des professionnels de la santé.

Plaidoyer pour des soins complets :

- ☐ Pensez à un moment où vous avez plaidé en faveur de soins complets pour votre enfant. Quelles difficultés avez-vous rencontrées et quels ont été les résultats ?
- ☐ Énumérez trois éléments clés que vous jugez essentiels pour des soins complets dans le contexte de l'autisme.

Chapitre sept

Relever les défis comportementaux

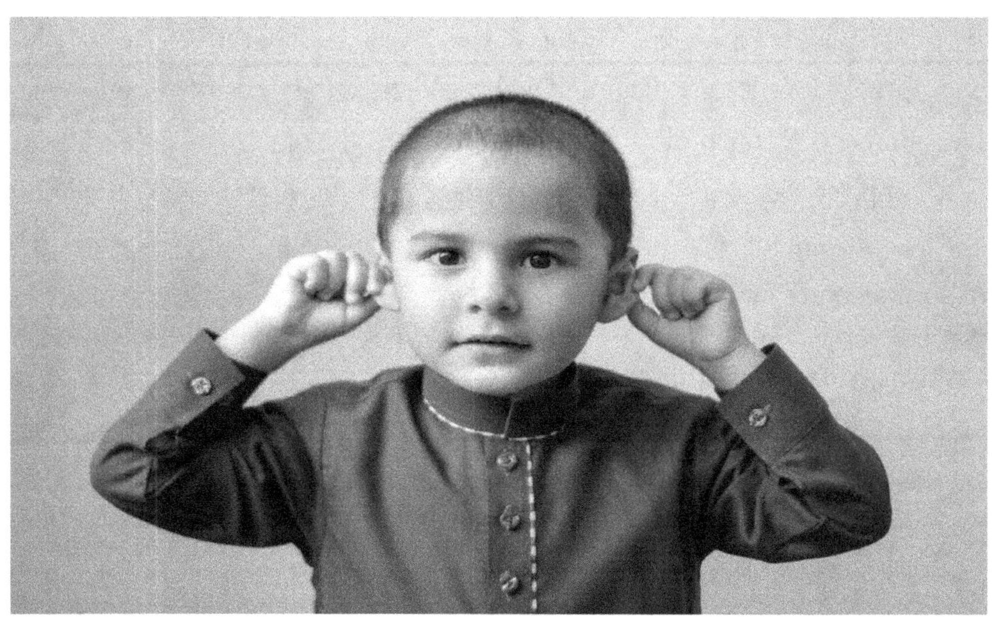

Cette phase du processus complexe d'éducation d'enfants atteints de troubles du spectre autistique (TSA) explore le monde subtil de la gestion des défis comportementaux. Pour promouvoir une croissance positive et résoudre les problèmes de comportement des personnes atteintes de TSA, ce chapitre explique comment appliquer le soutien au comportement positif, utiliser les principes d'analyse du comportement, créer des plans comportementaux efficaces et utiliser des tactiques de renforcement.

Soutien au comportement positif

La philosophie du Positive Behaviour Support sert de feuille de route pour gérer les problèmes de comportement, en mettant un accent particulier sur les tactiques proactives qui encouragent les comportements positifs et améliorent le bien-être général des personnes atteintes de TSA.

Fondamentaux de l'analyse du comportement

Une compréhension de la dynamique comportementale Une compréhension fondamentale de la dynamique qui régit le comportement est fournie par les principes. Les idées importantes consistent à :

1. **Analyse ABC :** Il s'agit du processus d'examen des causes, des effets et des modèles pour repérer les tendances et comprendre les variables affectant le comportement.
2. **Évaluation du comportement fonctionnel (FBA) :** Les FBA sont utilisés pour déterminer la raison ou la fonction d'un comportement, ce qui contribue à la création d'interventions réussies.
3. **Définir des événements et des opérations motivantes :** Identifier les facteurs internes et externes qui affectent la probabilité et l'intensité des comportements.

Élaborer des plans de comportement utiles

Personnaliser les approches pour réaliser et formuler des plans comportementaux réussis implique de créer des approches uniques pour traiter certains problèmes de comportement. Cela comprend :

1. **Définitions claires des comportements :** Définir précisément les comportements cibles en termes de ce qui peut être observé et mesuré contribuera à garantir que les objectifs de l'intervention sont compris.

2. **Fixer des objectifs réalisables et réalistes :** En tenant compte des compétences et du stade de développement de l'individu, des objectifs réalistes doivent être fixés en matière de modification du comportement.

3. **Planification collaborative :** Pour garantir la cohérence et l'efficacité des programmes comportementaux, impliquez les parents, les soignants, les éducateurs et d'autres professionnels dans le processus de planification.

Techniques de renforcement

Les stratégies de cohérence sont essentielles pour réduire l'incidence des comportements problématiques et pour façonner et récompenser les comportements souhaitables. Parmi les procédures figurent :

1. **Renforcement positif:** cela implique le processus consistant à rendre les comportements souhaités plus probables en accordant des avantages, des distinctions ou des privilèges.

2. **Systèmes de jetons :** Mettre en place des économies basées sur des jetons, dans lesquelles les gens reçoivent des jetons pour de bonnes actions et peuvent les échanger contre des prix.

3. **Renforts naturels :** Pour encourager les actions positives, reconnaissez et utilisez les renforcements naturels de l'environnement.

Essentiellement, le soutien comportemental positif est mis en avant comme philosophie directrice dans ce chapitre, Relever les défis comportementaux. Grâce à la compréhension des principes d'analyse du comportement, à la création de plans comportementaux efficaces et à l'application de stratégies de renforcement, les soignants et les professionnels établissent une atmosphère stimulante qui favorise une croissance positive, réduit les obstacles et améliore la qualité de vie générale des personnes diagnostiquées avec un TSA.

Faire face aux comportements difficiles

Ce concept examine la gestion des comportements difficiles dans le contexte complexe de la résolution des problèmes de comportement liés aux troubles du spectre autistique (TSA). Pour soutenir efficacement le comportement des personnes atteintes de TSA, ce chapitre explore le rôle des comportements, les stratégies d'intervention en cas de crise et le rôle coopératif des professionnels.

Reconnaître le but des comportements

Le comportement est un puissant moyen de communication pour les personnes atteintes de troubles du spectre autistique (TSA). Chaque action, aussi constructive ou difficile soit-elle, révèle quelque chose sur les besoins, les sentiments ou l'environnement de la personne. Décrypter ces signaux et créer des thérapies efficaces nécessitent une compréhension de la fonction des comportements. Un examen approfondi de cette idée clé est présenté ci-dessous :

1. Évaluation du comportement fonctionnel :

La procédure de réalisation d'une évaluation fonctionnelle du comportement (FBA) est fondamentale pour comprendre le fonctionnement des comportements. Cette technique méthodique implique :

- **Observation:** Prêter une attention particulière et enregistrer les actions, les résultats et les antécédents (déclencheurs) liés à certaines circonstances.
- **Collecte de données:** Recueillir des informations au fil du temps pour repérer les modèles de comportement et les tendances qui permettent une étude approfondie.

- **Entretiens et enquêtes :** Les informations sont recueillies auprès de la personne, des enseignants et des soignants pour fournir le contexte et les raisons possibles du comportement.

2. Nature communicative des comportements :

Les personnes atteintes de TSA utilisent fréquemment des comportements difficiles comme forme de communication. Les tâches de communication typiques consistent à :

- **Exprimer des besoins :** Certains comportements peuvent indiquer qu'une personne a besoin de réconfort, d'attention, de stimulation sensorielle ou d'aide pour réaliser un désir.
- **Communiquer son inconfort :** Plusieurs comportements, notamment ceux liés à la douleur, à la surcharge sensorielle ou aux

aversions environnementales, peuvent être des signes d'inconfort physique.

- **Expression des émotions :** Lorsque les gens ont du mal à s'exprimer verbalement, leurs actions peuvent révéler leur bonheur, leur mécontentement ou leur anxiété.

3. Déclencheurs environnementaux :

Comprendre les raisons qui sous-tendent des comportements spécifiques nécessite une identification des déclencheurs environnementaux. Voici quelques exemples de déclencheurs :

- **Surcharge sensorielle:**La surstimulation résultant d'entrées sensorielles telles que des lumières vives, des bruits forts ou des zones bondées est connue sous le nom de surcharge sensorielle.
- **Changements de routine :** L'anxiété et les comportements difficiles peuvent être déclenchés de manière significative par des changements dans les routines établies.
- **Besoins non satisfaits:** Lorsque les besoins fondamentaux d'une personne, comme la faim ou l'épuisement, ne sont pas satisfaits, cela peut l'amener à agir de manière à tenter de les satisfaire.

4. Facteurs individualisés :

Il est essentiel de reconnaître à quel point le comportement est hautement individualisé dans sa fonction. Une stratégie de communication efficace pour une personne peut ne pas l'être pour une autre. Parmi les variables affectant le fonctionnement du comportement figurent :

- **Stade de développement :** Un comportement peut correspondre à un certain stade de développement ou être approprié sur le plan du développement.
- **Capacités cognitives:** La sélection des thérapies est guidée par une compréhension des capacités cognitives et des préférences de traitement du patient.
- **Contexte social:** La prise en compte de la dynamique et du contexte social d'un individu peut offrir des informations importantes sur les objectifs de ses actes.

5. Implications pour l'intervention :

L'élaboration d'interventions ciblées et réussies est facilitée par une compréhension du fonctionnement des comportements.

- **Interventions basées sur la fonction :** Élaborer des plans de traitement qui tiennent compte de la fonction reconnue du comportement tout en s'attaquant à ses causes sous-jacentes.
- **Enseigner des comportements alternatifs :** Présenter des substituts socialement acceptables aux comportements problématiques qui poursuivent le même objectif.
- **Modifications environnementales :** Changer l'environnement pour réduire les facteurs de stress et établir un cadre qui encourage une conduite constructive.

En résumé, décrypter la finalité des comportements des personnes atteintes de TSA est un processus complexe et en constante évolution. Cela nécessite une observation étroite, un travail d'équipe avec des experts et un engagement à fournir une aide sur mesure. Les soignants et les experts peuvent appliquer des tactiques qui répondent aux besoins sous-jacents, encouragent des alternatives positives et améliorent le bien-être général des personnes atteintes de TSA en comprenant les messages cachés sous les actions.

Techniques d'intervention en cas de crise

Le recours à des techniques d'intervention en cas de crise est essentiel pour gérer et désamorcer les situations difficiles impliquant les personnes atteintes de troubles du spectre autistique (TSA). Ces méthodes visent à protéger la personne soignée, les soignants et les autres personnes impliquées. Voici un résumé détaillé des stratégies de réponse aux crises conçues spécifiquement pour les personnes atteintes de TSA :

1. Techniques for De-escalation:

- **Reste calme:** Essayez de ne pas augmenter le niveau de stress de la personne en agissant de manière tendue.
- **Posture non menaçante :** Maintenez une position détendue et ouverte tout en évitant tout contact visuel direct.
- **Utilisez un ton calme :** Pour rassurer la personne et éviter de la contrarier, parlez sur un ton apaisant.

2. Se préparer à la sécurité :

- **Mesures préventives:** Ces actions doivent être prises, comme se débarrasser des objets potentiellement dangereux ou mettre en place une zone sécurisée.

- **Contacts d'urgence :** Assurez-vous que vos coordonnées d'urgence sont facilement accessibles afin que vous puissiez entrer immédiatement en contact avec des experts ou des systèmes d'assistance.
- **Effacer les sorties :** Si une évacuation est nécessaire, localisez et gardez les sorties dégagées pour permettre un départ rapide et sécurisé.

3. Communication en cas d'urgence :

- **Instructions simples :** Énoncez clairement ce qui doit être fait et divisez-le en étapes gérables.
- **Aides visuelles:** Pour améliorer la compréhension, utilisez des aides visuelles comme des fiches aide-mémoire ou des horaires.
- **Utilisation de la technologie :** En temps de crise, utilisez la technologie pour faciliter la communication. Citons par exemple les applications de communication et l'assistance visuelle sur tablettes.

4. Méthodes engageantes :

- **Donnez-leur des options :** Donner des options à la personne l'aidera à se sentir plus responsable et indépendante.
- **Activités préférées :** Pour recentrer l'attention et réduire l'anxiété, proposez des passe-temps ou des objets privilégiés.
- **Confort sensoriel :** Proposez des produits qui favorisent le confort sensoriel, comme des passe-temps relaxants ou des jouets agités.

En bref, cette phase sur la gestion des comportements difficiles met l'accent sur l'importance de comprendre le but des comportements, d'utiliser des stratégies d'intervention en cas de crise et de travailler avec des experts pour fournir une assistance comportementale globale. Les personnes atteintes de TSA sont habilitées à relever efficacement les défis et à promouvoir des résultats comportementaux positifs de la part des soignants et des réseaux de soutien, qui les aident également à comprendre l'aspect communicatif des comportements, à gérer les moments de crise avec soin et à construire une approche cohérente avec des experts.

Encourager l'autorégulation

L'autonomisation des personnes atteintes de troubles du spectre autistique (TSA) aborde l'autorégulation comme moyen de surmonter les difficultés comportementales. Ce chapitre explique comment aider les personnes atteintes de TSA à apprendre des techniques d'auto-apaisement, à développer des mécanismes d'adaptation et à établir un environnement de régulation sécurisé afin qu'elles puissent devenir plus aptes à contrôler leurs émotions et leurs comportements.

Transmettre des techniques d'auto-apaisement

Enseigner des stratégies d'auto-apaisement implique de donner aux personnes atteintes de TSA une boîte à outils de méthodes pour contrôler leur excitation émotionnelle et leur perception sensorielle. Parmi les stratégies figurent :

- **Respiration profonde:** Guider les gens à travers des techniques de respiration profonde pour apaiser les tensions et encourager la relaxation.

- **Aides visuelles:** Pour aider à l'autorégulation, introduisez des aides visuelles comme des horaires ou des graphiques de calme.

Développer des capacités d'adaptation

La création de compétences d'adaptation est une stratégie proactive visant à aider les personnes atteintes de TSA à faire face aux obstacles de la vie quotidienne. Ceci comprend:

- **Stratégies de résolution de problèmes :**Stratégies d'enseignement pour résoudre les désaccords et les problèmes afin que les élèves puissent les gérer seuls.
- **Expression émotionnelle:**Une expression émotionnelle saine à travers des mots parlés, des arts visuels ou des mots écrits est encouragée.
- **Scripts sociaux :** un ensemble de mots ou d'expressions que les gens peuvent utiliser pour exprimer leurs émotions dans des contextes sociaux appropriés.

Établir un environnement sécuritaire pour le droit

Créer des zones de confort implique de concevoir des environnements qui répondent aux besoins émotionnels et sensoriels d'une personne. Parmi les stratégies figurent :

- **Conception sensorielle :**Concevoir un environnement en gardant à l'esprit un minimum de déclencheurs sensoriels, par exemple en réduisant le bruit ou en utilisant un éclairage doux, est connu sous le nom de conception respectueuse des sens.

- **Choses de confort :** Pour créer un sentiment de sécurité, fournissez des éléments de confort comme des oreillers, des couvertures et des couvertures lestées.
- Retraites personnalisées : réserver des endroits particuliers comme lieux où les gens peuvent se retirer lorsqu'ils se sentent dépassés.

Essentiellement, l'objectif de cette phase sur la promotion de l'autorégulation est de donner aux personnes atteintes de TSA les outils dont elles ont besoin pour contrôler activement leurs émotions et leurs comportements. Les soignants et les réseaux de soutien améliorent l'autonomie, la résilience et le bien-être général d'un individu en lui transmettant des techniques d'auto-apaisement, en l'aidant à développer des mécanismes d'adaptation et en mettant en place des zones de régulation sûres.

DES EXERCICES

Soutien au comportement positif :

- ☐ Partagez un exemple où le soutien à un comportement positif a été efficace pour gérer un comportement difficile.
- ☐ Décrivez l'élaboration d'un plan comportemental efficace pour votre enfant.

Comprendre la fonction des comportements :

- ☐ Choisissez un comportement spécifique que votre enfant présente. Réfléchissez aux fonctions possibles de ce comportement.
- ☐ Documentez toutes les connaissances acquises en comprenant la fonction des comportements de votre enfant.

Faire face à des comportements difficiles :

- ☐ Rappelez-vous une situation de comportement difficile et décrivez comment vous avez appliqué les techniques d'intervention en cas de crise.
- ☐ Partagez votre expérience de collaboration avec des professionnels pour l'accompagnement comportemental.

Promouvoir l'autorégulation :

- ☐ Documentez l'efficacité de l'enseignement de stratégies d'auto-apaisement à votre enfant.

☐ Identifiez les situations dans lesquelles la création d'un espace sûr pour la réglementation a été bénéfique.

Chapitre huit

Dynamique familiale et frères et sœurs

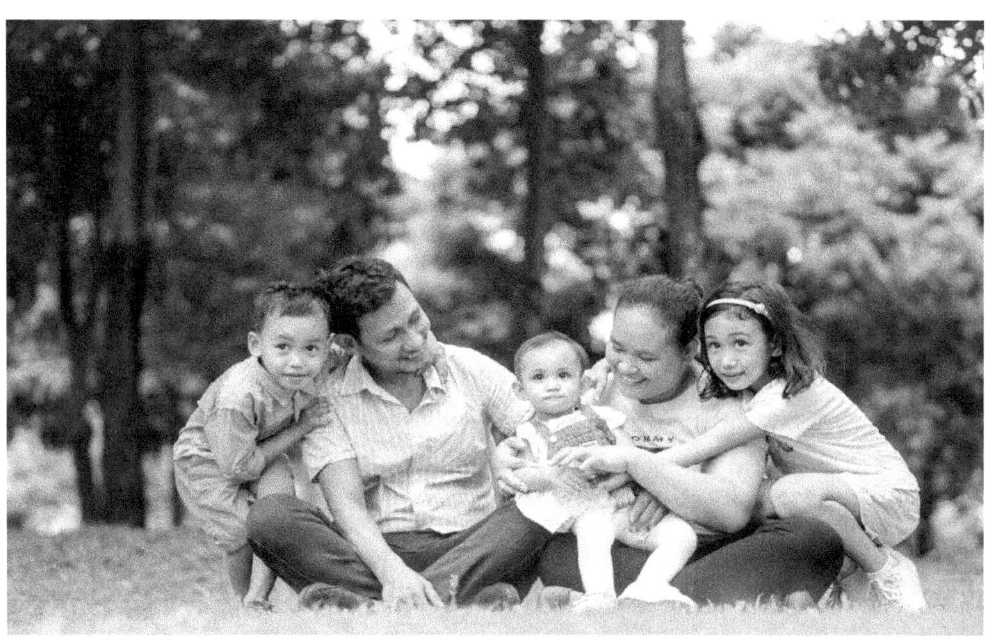

Ce chapitre explore la dynamique complexe des frères et sœurs et la dynamique familiale, révélant les subtilités qui tissent la vie des familles avec des enfants atteints de troubles du spectre autistique (TSA). Ce chapitre est une tapisserie qui aborde habilement le sujet du soutien aux frères et sœurs, en étudiant la dynamique et les relations entre eux, en abordant les problèmes potentiels et en favorisant délibérément les liens qui les unissent.

Soutenir les frères et sœurs

Aider les frères et sœurs nécessite une tentative consciente de reconnaître et de négocier les expériences et les difficultés uniques auxquelles les frères et sœurs de personnes atteintes de TSA sont invariablement confrontés. L'objectif est de favoriser une atmosphère familiale globale et encourageante.

Dynamique et relations entre frères et sœurs

Démêler les liens entre frères et sœurs explore le réseau complexe d'interactions et d'expériences que gèrent les frères et sœurs de personnes atteintes de TSA. Les éléments importants sont les suivants :

1. **Apprécier les différences :**Encourager les frères et sœurs à embrasser et à respecter leur frère ou leur sœur présentant les caractéristiques distinctives des TSA plutôt que de simplement les tolérer est ce qu'on appelle « apprécier les différences ».

2. **Définir les devoirs familiaux :** Engager un dialogue pour clarifier les devoirs au sein de la famille tout en mettant en valeur les contributions importantes de chacun des frères et sœurs.

3. **Cultiver l'empathie :** Créer une compréhension et une connexion profondes en mettant en lumière les difficultés auxquelles leur frère atteint de TSA est confronté.

Gérer les problèmes des frères et sœurs

Créer un forum où les frères et sœurs peuvent partager librement leurs idées, leurs préoccupations et leurs questions fait partie de Building Bridges via Open Communication. Cela englobe :

1. **Conclaves familiaux :** Organiser des réunions de famille comme plate-forme permettant aux frères et sœurs de discuter librement de leurs expériences et d'exprimer leurs préoccupations.
2. **Cœur à Cœur :** Prévoyez du temps pour des conversations en tête-à-tête avec chaque frère ou sœur afin d'approfondir leurs problèmes et leurs sentiments uniques.
3. **Conseil d'Expert:** Y compris des thérapeutes familiaux ou des spécialistes de la santé mentale, si nécessaire, pour aider à résoudre les sentiments et les problèmes difficiles.

Encourager le lien entre frères et sœurs

|Favoriser les liens entre frères et sœurs souligne à quel point il est crucial de développer des liens solides entre frères et sœurs. Les stratégies comprennent :

1. **Poursuites partagées :**Encouragez les intérêts et les passe-temps communs qui non seulement renforcent les liens fraternels, mais servent également de réservoir de souvenirs heureux.
2. **Autonomisation des connaissances :** Fournir des informations adaptées au développement sur les TSA pour améliorer la compréhension et réduire l'appréhension.

3. Honorer les jalons : Reconnaître et honorer les petites et grandes réalisations de chaque frère ou sœur de la famille.

Essentiellement, l'objectif de ce chapitre sur les frères et sœurs et la dynamique familiale est de créer un environnement aimant dans lequel chaque membre de la famille, y compris les frères et sœurs, se sent accepté, compris et valorisé. Les familles peuvent renforcer leurs liens et jeter des bases solides pour le développement holistique et le bien-être de chaque membre de la famille, y compris ceux atteints de TSA, en comprenant les relations et la dynamique entre frères et sœurs, en traitant les préoccupations avec empathie et en communication ouverte, et en favorisant activement les liens entre frères et sœurs par le biais de partages. expériences et occasions joyeuses.

Collaboration et communication au sein de la famille

Celui-ci explore les éléments essentiels de la communication et de la collaboration familiales au sein du tissu complexe de la vie familiale. Ce chapitre examine la valeur d'une communication franche, de la prise de décision en groupe et de la capacité à jongler habilement avec les demandes particulières de chaque membre de la famille.

Dialogue honnête au sein de la famille

La compréhension, l'empathie et l'harmonie au sein de la famille reposent sur une communication ouverte. Ceci comprend:

1. **Réunions familiales régulières :** Cela devrait avoir lieu régulièrement pour promouvoir un environnement ouvert et donner la parole à chacun.
2. **Écoute active:**Les membres de la famille doivent être encouragés à écouter activement les points de vue de chacun pour favoriser une compréhension sincère.
3. **Établir des espaces sûrs :** Réserver des espaces où les membres de la famille peuvent exprimer librement leurs sentiments sans crainte de représailles.

Situation:

Un membre de la famille a déclaré lors d'une réunion qu'il se sentait dépassé par la difficulté d'aider un frère ou une sœur atteint de TSA. La famille peut parler et échanger des idées sur la répartition des responsabilités et offrir un soutien émotionnel grâce à une communication ouverte.

Prise de décision partagée

La prise de décision partagée nécessite la participation de tous les membres de la famille aux décisions qui affectent l'ensemble de la famille. Parmi les stratégies figurent :

1. **Construire un consensus :**Faire un effort pour parvenir à une résolution dans laquelle tous les points de vue sont pris en compte.
2. **Communication transparente :** Construire la confiance au sein de la famille en donnant des informations claires et transparentes sur les décisions à prendre.

3. **Résolution inclusive des problèmes :** Travailler ensemble pour résoudre les problèmes et transformer les obstacles en opportunités de développement du groupe.

Situation:

En tenant compte des besoins particuliers de l'enfant et des opinions de tous les membres de la famille, la famille décide de la meilleure méthode thérapeutique pour son enfant atteint de TSA.

Équilibrer les besoins de chaque membre de la famille

Harmoniser les demandes et les besoins de chaque membre de la famille implique d'identifier et de répondre aux demandes particulières de chaque membre. Cela comprend :

1. **Plans d'assistance personnalisés :** Créer des plans adaptés aux besoins uniques de chaque membre de la famille, y compris ceux des personnes avec TSA.
2. **Adaptabilité et flexibilité :** Être adaptable aux conditions et aux demandes changeantes.
3. **Faire des soins personnels une priorité :** Pour préserver le bien-être général de chaque membre de la famille, les habitudes de soins personnels doivent être encouragées.

Situation:

Entre séances de thérapie, engagements scolaires et responsabilités professionnelles, la famille gère une semaine mouvementée. Leur planification coopérative et leurs responsabilités garantissent que les besoins de chaque membre de la famille sont pris en compte.

La communication et la collaboration familiales, dans sa forme la plus simple, visent à établir une culture familiale dans laquelle la communication franche est valorisée, les choix sont faits conjointement et les divers besoins de chaque membre de la famille sont reconnus et harmonieusement équilibrés. Ce chapitre vise à aider les familles à favoriser une atmosphère cohésive et encourageante où la voix de chacun est respectée et entendue en utilisant des scénarios du monde réel et des tactiques réalisables.

Résilience parentale et soins personnels

Cette partie explore les éléments essentiels de la résilience et des soins personnels pour les parents dans le tissu complexe de la vie familiale. Ce chapitre approfondit la capacité d'identifier et de gérer le stress parental, l'importance de donner la priorité aux soins personnels et la fonction inestimable de la création d'un réseau de soutien.

Identifier et gérer le stress parental

Identifier et gérer le stress parental est une étape fondamentale pour encourager la résilience. Ceci comprend:

1. **Réflexion personnelle :** Encourager les parents à réfléchir sur leur vie et à identifier leurs facteurs de stress.
2. **Stratégies de gestion du stress :** Enseigner aux parents des stratégies utiles de réduction du stress, notamment la pleine conscience, la respiration profonde et les pauses programmées.

3. **Assistance professionnelle :** Promouvoir l'idée selon laquelle lorsque le stress devient trop important, il faut demander l'aide d'un professionnel.

Situation:

Un parent qui remarque que son enfant est plus stressé lors d'épisodes comportementaux difficiles demande conseil à un thérapeute sur la façon de créer des mécanismes d'adaptation sains.

Donner la priorité aux soins personnels

Donner la priorité aux soins personnels souligne à quel point il est important pour les parents de prendre des décisions conscientes concernant leur santé. Parmi les stratégies figurent :

1. **Créer des limites :** Définir clairement les limites entre le temps personnel et les obligations de soins.

2. **Loisirs:** Encourager les parents à participer à leurs passe-temps favoris pour se détendre.

3. **Enregistrements fréquents :** Assurez-vous que les routines de soins personnels se poursuivent en vous évaluant régulièrement.

Situation:

Un parent réserve du temps chaque semaine pour une activité personnelle. Un exutoire créatif leur offre confort et renouveau loin de leurs responsabilités de soins.

Établir un réseau utile

Développer un réseau de soutien implique d'établir des relations avec d'autres personnes conscientes et sympathiques aux difficultés particulières que rencontrent les parents. Cela comprend :

1. **Implication de la communauté:** Participer à des communautés de parents en ligne ou locales avec des personnes partageant les mêmes idées.
2. **Relations réciproques :**Construire des liens basés sur la réciprocité dans lesquels les parents se soutiennent mutuellement.
3. **Orientation professionnelle :** Pour gérer les difficultés émotionnelles, demandez conseil à des thérapeutes, des groupes de soutien ou des conseillers.

Situation:

Les parents rejoignent un groupe de soutien local pour les familles dont les enfants ont été diagnostiqués avec des troubles du spectre autistique (TSA), formant ainsi un réseau dans lequel les expériences sont échangées et le soutien mutuel devient un atout inestimable.

Essentiellement, l'objectif de cette phase sur la résilience et les soins personnels pour les parents est de renforcer les fondements internes de la force des parents. Les parents peuvent surmonter avec résilience les défis liés à l'éducation d'un enfant atteint de TSA en reconnaissant et en gérant le stress, en donnant la priorité aux soins personnels et en développant un réseau de soutien. Cela permet aux parents de faire de leur bien-être une priorité absolue dans le tissu complexe de la vie familiale.

DES EXERCICES

Frères et sœurs de soutien :

- ☐ Réfléchissez à vos efforts pour soutenir vos frères et sœurs. Quels défis uniques avez-vous rencontrés ?
- ☐ Partagez des expériences positives favorisant les liens et les relations entre frères et sœurs.

Communication et collaboration familiales :

- ☐ Évaluez l'efficacité d'une communication ouverte au sein de votre famille. Quelles stratégies améliorent la communication familiale ?
- ☐ Décrivez un processus de prise de décision partagé qui a eu un impact positif sur votre dynamique familiale.

Résilience et soins personnels pour les parents :

- ☐ Reconnaissez un moment où vous avez réussi à gérer le stress parental. Quelles stratégies avez-vous employées ?
- ☐ Décrivez vos priorités en matière de soins personnels et comment vous avez construit un réseau de soutien.

Chapitre neuf

Planifier l'avenir

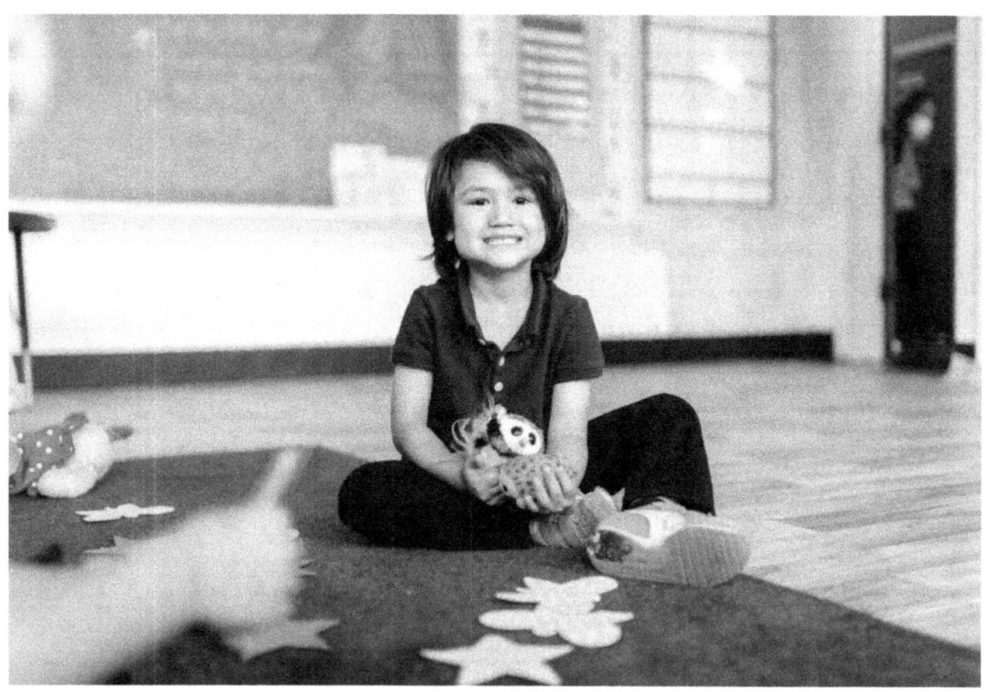

Ce chapitre vous fera voyager à travers l'étape importante de la planification de l'avenir qui affecte les personnes atteintes de troubles du spectre autistique (TSA) et leurs familles. Les éléments stratégiques de la planification de la transition sont abordés dans ce chapitre, notamment la création d'objectifs de transition, la formation professionnelle et le développement des capacités de vie autonome.

Planification des transitions

Combler l'écart vers l'âge adulte est une procédure approfondie appelée planification de la transition, elle vise à aider les personnes atteintes de TSA à passer de l'adolescence à l'âge adulte. Cette procédure comprend :

Formuler des objectifs de transition

Créer des objectifs de transition implique de travailler ensemble pour établir des objectifs qui permettront une transition en douceur. Parmi les stratégies figurent :

1. **Planification centrée sur la personne :** Créer des objectifs en adéquation avec les préférences, les forces et les ambitions de chacun.
2. **Y compris les parties prenantes :** Impliquer la personne, sa famille, les enseignants et autres experts pertinents dans le processus de définition des objectifs.
3. **Objectifs à long terme et à court terme :**Fixer à la fois des objectifs réalistes à court terme et des aspirations à long terme contribuera à assurer une transition en douceur.

Les séminaires d'orthophonie et de communication en milieu de travail sont utilisés pour aider une personne atteinte de TSA à atteindre un objectif de transition consistant à développer de bonnes compétences en communication pour le lieu de travail.

Opportunités et formation professionnelle

Les objectifs de la formation et des opportunités professionnelles sont d'aider les gens à devenir indépendants et à trouver un travail épanouissant tout en les préparant au marché du travail. Cela comprend :

1. **Évaluation des talents :** déterminer les talents d'une personne et les utiliser pour étudier des cheminements de carrière potentiels.
2. **Développement de compétence:** Cela se fait en fournissant une formation spécialisée pour améliorer les compétences et les aptitudes spécifiques à l'emploi.
3. **Enquête sur les cheminements de carrière :** Travailler avec des conseillers d'orientation pour étudier diverses alternatives d'emploi qui correspondent aux intérêts de la personne.

Une personne intéressée par les métiers liés à la technologie s'inscrit à un programme de formation professionnelle axé sur la programmation informatique.

Capacités de vie indépendante

Pour permettre aux personnes atteintes de TSA de gérer leur vie quotidienne de manière indépendante, des compétences en matière de vie autonome sont cruciales. Ceci comprend:

1. **Tâches de la vie quotidienne :**Enseigner les compétences de base de la vie quotidienne comme le nettoyage, la cuisine et l'hygiène personnelle.

2. **Littératie financière :**Apprendre aux gens à gérer leur argent, à créer un budget et à prendre des décisions financières judicieuses s'appelle la littératie financière.

3. **Engagement communautaire:** Créer des voies de participation communautaire pour améliorer l'intégration et les compétences sociales.

Un jeune adulte atteint de troubles du spectre autistique (TSA) peut participer à un programme qui lui apprend à vivre de manière autonome en gérant son argent, ses courses et en utilisant les transports en commun.

Pour les personnes atteintes de TSA et leurs familles, Planifier l'avenir sert essentiellement de feuille de route, les aidant à traverser l'importante transition vers l'âge adulte. Ce chapitre vise à permettre aux personnes atteintes de TSA de mener une vie satisfaisante et indépendante dans les années à venir en les aidant à créer des objectifs de transition, à étudier les opportunités de formation professionnelle et à acquérir des compétences de vie indépendante.

Dispositions financières et juridiques

Un élément important de la préparation de l'avenir des personnes atteintes de troubles du spectre autistique (TSA) est la planification juridique et financière, qui est abordée dans cette section. Les complexités de la tutelle et des alternatives, des fiducies pour besoins spéciaux et de l'obtention de l'aide publique sont abordées en détail dans ce chapitre.

Alternatives à la tutelle

À mesure que les personnes atteintes de TSA entrent dans l'âge adulte, la tutelle et les alternatives doivent prendre des dispositions pour assurer la continuité de leurs soins et de leur prise de décision. Les éléments importants à prendre en compte sont :

1. **Options de tutelle :**Examiner plusieurs modalités de tutelle, telles que la prise de décision assistée, la tutelle restreinte et la tutelle complète.
2. **Alternatives à la tutelle :**Examiner des options moins restrictives telles que les procurations en matière de soins de santé, les procurations ou les accords de prise de décision assistée comme substituts à la tutelle.
3. **Procédures juridiques :** Être conscient des démarches juridiques nécessaires pour mettre en place une tutelle ou d'autres arrangements alternatifs.

Fiducies pour besoins spéciaux

Lorsqu'il s'agit d'héritage, de règlements ou de dons, les fiducies pour besoins spéciaux sont essentielles pour assurer la stabilité financière des personnes atteintes de troubles du spectre autistique. Les éléments importants sont les suivants :

1. **Création de fiducies :** Créer des fiducies dans le but exprès de répondre aux besoins particuliers des personnes handicapées.
2. **Maintien de l'éligibilité :**S'assurer que la fiducie est créée pour maintenir l'éligibilité aux initiatives de soutien gouvernemental.

3. **Orientation professionnelle :** Rechercher des conseils professionnels auprès d'avocats et de conseillers financiers ayant des connaissances en planification des besoins spéciaux.

Obtenir l'aide du gouvernement

Naviguer dans les systèmes de soutien est l'un des moyens d'obtenir des prestations gouvernementales. Il faut connaître et utiliser les différents programmes de soutien accessibles aux personnes atteintes de TSA. Cela comprend :

1. **Recherche de programme :** Cela implique de localiser et de se renseigner sur les prestations gouvernementales, notamment Medicaid, SSI et les services de réadaptation professionnelle.
2. **Critère d'éligibilité :** Une compréhension approfondie des exigences de chaque programme et leur respect sont nécessaires pour se qualifier.
3. **Procédures d'application :** Gérer les procédures de demande de prestations gouvernementales, qui nécessitent souvent des formalités administratives et des preuves à l'appui.

La planification juridique et financière sert de manuel pour renforcer la stabilité des personnes atteintes de TSA à l'avenir. Ce chapitre a exploré la tutelle et les alternatives, les fiducies pour besoins spéciaux et l'accès aux prestations gouvernementales pour permettre aux familles de prendre des décisions éclairées qui protègent les droits légaux et la stabilité financière de leurs proches adultes atteints de TSA.

Faire campagne pour l'acceptation et l'inclusion

L'objectif ici est de souligner la nécessité de garantir que les personnes atteintes de troubles du spectre autistique (TSA) soient acceptées, incluses et soutenues dans leurs communautés. Il défend également l'importance de défendre l'égalité des chances. Ce chapitre explore les tactiques permettant de plaider aux niveaux local et national et d'encourager l'inclusion communautaire.

Favoriser l'inclusion dans la communauté

Encourager l'inclusion communautaire implique de développer des environnements qui encouragent l'engagement et l'acceptation des personnes atteintes de TSA. Les composants importants sont les suivants :

1. **Éducation et sensibilisation :** Démystifier les mythes et favoriser la compréhension implique de sensibiliser davantage la communauté aux TSA.
2. **Travailler en collaboration avec les entités communautaires :** Créer des possibilités inclusives en interagissant avec les entreprises locales, les écoles et les organisations communautaires.
3. **Activités communautaires :** Organiser des rassemblements et des exercices qui favorisent l'implication et le sentiment de communauté chez les personnes avec TSA.

Plaidoyer local et national

Le plaidoyer aux niveaux local et national implique de poursuivre activement des changements sociétaux et politiques qui soutiennent l'acceptation et les droits des personnes atteintes de TSA. Parmi les stratégies figurent :

1. **Interaction avec les autorités locales :** Travailler ensemble pour promouvoir des politiques inclusives avec les agences gouvernementales locales, les établissements d'enseignement et les prestataires de soins de santé.
2. **S'engager dans des groupes de défense :** Devenir membre ou créer des groupes de défense qui visent à faire progresser les droits des personnes atteintes de troubles du spectre autistique à plus grande échelle.
3. **Plaidoyer législatif :** Participer à des campagnes et à des procédures législatives pour influencer les lois et les politiques qui promeuvent la tolérance et l'acceptation.

Pour faire simple, cette section sur le plaidoyer pour l'inclusion et l'acceptation est un appel à l'action, implorant les gens à lutter activement pour l'acceptation et les droits des personnes atteintes de TSA aux niveaux personnel, familial et communautaire. Ce chapitre cherche à créer une société dans laquelle les personnes atteintes de TSA peuvent s'épanouir, être acceptées et s'engager pleinement dans toutes les facettes de la vie communautaire en encourageant l'inclusion communautaire et en participant à des initiatives de plaidoyer aux niveaux local et national.

Changer la façon dont le public perçoit l'autisme

Pour créer une culture qui accepte et soutient les personnes autistes, la perception publique de l'autisme est essentielle. Les mythes et les idées fausses sur l'autisme doivent être démystifiés pour façonner correctement cette perspective. La première approche consiste à présenter l'autisme comme un trouble du spectre plutôt que comme une condition qui convient à tout le monde. Nous pouvons dissiper les mythes et faire progresser une connaissance plus réaliste du spectre en mettant en évidence les nombreux talents, forces et caractéristiques distinctives des personnes autistes.

Un élément crucial pour façonner l'opinion publique est de souligner l'importance de la neurodiversité. Fournir des exemples d'autisme dans le contexte plus large de la neurodiversité humaine favorise l'acceptation des variations neurologiques. Ce changement de paradigme encourage la société à considérer l'autisme comme une variation normale dans les expériences du monde plutôt que comme une déficience ou un trouble. La sensibilisation du public à cette variété peut être sensibilisée à l'aide de campagnes et de matériels illustratifs, qui peuvent mettre en valeur les points de vue et les contributions distincts des personnes autistes.

Les campagnes de sensibilisation du public sont également essentielles pour influencer la perception. L'empathie et la compréhension sont cultivées en fournissant des exemples des luttes quotidiennes vécues par les personnes autistes et leurs familles. Les témoignages personnels, qu'ils soient sous forme de livres, de films ou d'autres médias visuels, peuvent offrir des exemples frappants des succès et des échecs rencontrés par la communauté autiste. Ces initiatives ont le potentiel d'humaniser la vie des personnes autistes et de rendre le public plus compréhensif et informé.

L'éducation est également un puissant instrument pour influencer la perception. Il est possible de dissiper les stéréotypes en fournissant des exemples montrant à quel point l'éducation inclusive, les opportunités d'emploi et l'intégration communautaire sont cruciales pour les personnes autistes. Les ateliers, séminaires et ressources pédagogiques inclusives peuvent être des moyens efficaces de démontrer les avantages de l'acceptation de la neurodiversité dans différents contextes sociaux. Les gens peuvent éliminer les obstacles et changer la perception du public à l'égard de l'autisme lorsqu'ils bénéficient des avantages de l'inclusion.

Le dernier élément permettant d'influencer l'opinion publique est la participation communautaire. Démontrer comment les personnes autistes participent et contribuent activement à diverses activités communautaires aide à dissiper le mythe selon lequel les personnes autistes sont socialement isolées. Les événements, programmes et efforts promouvant l'inclusivité peuvent fournir des exemples concrets de la valeur que la neurodiversité ajoute à la société.

En conclusion, influencer la façon dont le grand public perçoit l'autisme nécessite une stratégie multimodale utilisant des images dans une variété de formats. En présentant la variété, les capacités et les rencontres quotidiennes des personnes atteintes de troubles du spectre autistique, nous pouvons dissiper les idées fausses, promouvoir la compréhension et construire une communauté plus tolérante et inclusive. Nous pouvons progressivement changer la perception du public sur l'autisme en éduquant le public, en menant des campagnes de sensibilisation et en impliquant la communauté. Cela nous aidera à créer une société dans laquelle les personnes autistes sont respectées pour leurs contributions distinctives.

DES EXERCICES

Planification des transitions :

- ☐ Développez des objectifs de transition spécifiques pour votre enfant. Quelles aspirations avez-vous pour leur avenir ?
- ☐ Réfléchissez aux défis et aux réussites que vous avez rencontrés dans l'élaboration d'objectifs de transition.

Planification juridique et financière :

- ☐ Évaluez votre compréhension de la tutelle et des alternatives. Comment avez-vous abordé la planification juridique et financière de l'avenir de votre enfant ?
- ☐ Décrivez les mesures que vous avez prises ou prévoyez prendre pour créer une fiducie pour besoins particuliers.

Plaidoyer pour l'inclusion et l'acceptation :

- ☐ Décrivez vos efforts pour promouvoir l'inclusion communautaire. Comment avez-vous plaidé aux niveaux local et national ?
- ☐ Partagez un exemple où vous avez plaidé avec succès en faveur d'un environnement plus inclusif.

Chapitre dix

Célébrer les jalons et les réussites

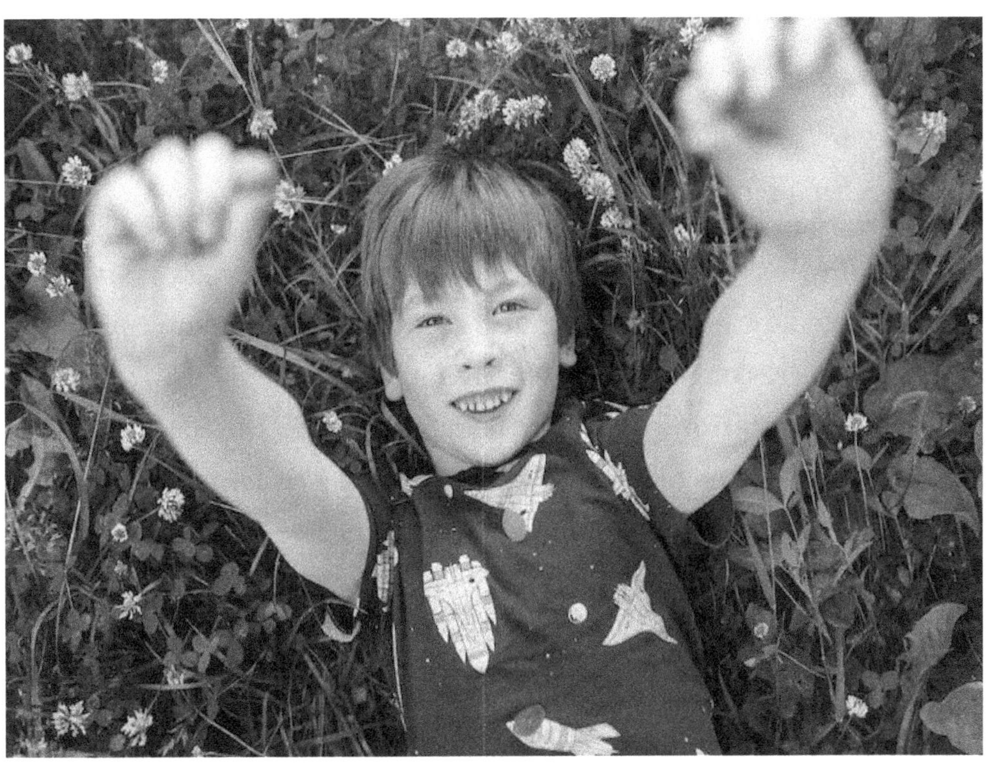

Ce chapitre témoigne de l'importance de reconnaître et d'honorer les réalisations des personnes atteintes de troubles du spectre autistique (TSA) et de leurs familles. Il propose une réflexion sur le voyage, soulignant l'importance de reconnaître l'avancement, d'enregistrer les événements significatifs et de commémorer le développement et les réalisations individuelles.

Réflexion sur les progrès

Le chapitre commence en exhortant les gens à évaluer leurs réalisations et les réseaux de personnes qui les soutiennent. Ceci comprend:

Enregistrer les événements importants

Documenter les jalons est une pratique consistant à enregistrer et à préserver les réalisations et les progrès de développement importants. Les stratégies comprennent :

1. **Tenir des journaux :** Encourager les gens, les soignants et les éducateurs à tenir des journaux ou des journaux qui mettent l'accent sur les occasions et les réalisations importantes.
2. **Documentation visuelle :** Il s'agit du processus de désignation d'événements significatifs à l'aide d'aides visuelles telles que des images, des films ou des représentations créatives.

Identifier le développement individuel

Reconnaître la croissance personnelle implique de reconnaître l'avancement et les capacités renforcées de la personne. Cela comprend :

1. **Réflexion personnelle :** Encourager les gens à réfléchir à la façon dont ils ont grandi personnellement, en reconnaissant les défis auxquels ils ont été confrontés et les capacités qu'ils ont acquises.
2. **Commentaires et validation :** Pour renforcer le sentiment d'accomplissement, proposez à la fois des critiques constructives et des remarques encourageantes.

Mettre en valeur le succès

Célébrer les réalisations souligne à quel point il est important de reconnaître avec joie les réussites. Ceci comprend:

1. **Implication familiale et communautaire :** Rejoindre vos amis, votre famille et vos voisins lors de festivités pour créer un réseau de soutien.
2. **Activités cérémonielles :** Planifier des célébrations ou des activités pour commémorer des anniversaires importants, encourageant ainsi la fierté de la communauté.

Cette section sert à rappeler qu'il existe de nombreuses réussites, petites et grandes, tout au long de la vie avec l'autisme. Grâce à l'introspection, à l'établissement d'objectifs, à la reconnaissance du développement personnel et à la commémoration des réalisations, les personnes atteintes de TSA et ceux qui les soutiennent peuvent créer une histoire positive qui met en valeur la résilience, la persévérance et la valeur de chaque pas en avant. Ce chapitre est un appel à valoriser les réalisations qui soutiennent la croissance et le bien-être global des personnes atteintes du spectre autistique et à apprécier l'individualité de chaque parcours.

Construire un avenir brillant

Cette section cruciale se concentre sur la création des bases d'un avenir dynamique et significatif pour les personnes atteintes de troubles du spectre autistique (TSA), plutôt que de simplement reconnaître les succès passés. Ce chapitre vise à façonner soigneusement une trajectoire d'amélioration continue et de développement personnel en approfondissant les idées de promotion de l'indépendance, d'apprentissage tout au long de la vie et d'adoption d'un état d'esprit positif.

Promouvoir l'éducation tout au long de la vie

Encourager l'apprentissage tout au long de la vie reconnaît que l'éducation est un processus continu et flexible plutôt qu'un produit fini. Cela implique d'établir une atmosphère qui favorise activement la curiosité intellectuelle des personnes atteintes de TSA, plutôt que de simplement la soutenir. Cela comprend la promotion de la formation professionnelle, de l'apprentissage expérientiel et de l'exploration autodirigée en plus des cours scolaires conventionnels. Les gens sont mieux préparés à relever de nouveaux défis, à explorer leurs intérêts personnels et à réaliser leur plein potentiel à toutes les étapes de la vie lorsqu'une culture d'apprentissage tout au long de la vie est favorisée.

Favoriser l'autonomie

L'une des principales tactiques pour offrir un avenir brillant aux personnes atteintes de TSA est de favoriser l'indépendance. Cette stratégie globale implique de fournir aux personnes l'assistance et les ressources dont elles ont besoin pour acquérir des compétences essentielles dans la vie quotidienne. L'accent est mis sur le développement de l'autonomie, depuis l'accomplissement des tâches de la vie quotidienne jusqu'à la participation à la prise de décision. Cette approche ajuste l'assistance en fonction des besoins de chacun, en augmentant progressivement les responsabilités au fur et à mesure de l'avancée des personnes. Ce faisant, un sentiment de résilience et d'efficacité personnelle est favorisé, jetant les bases d'un avenir caractérisé par l'autonomie individuelle, l'autosuffisance et un niveau de vie amélioré.

Adopter un point de vue positif

Adopter une attitude positive est une façon de penser qui affecte non seulement la personne mais aussi la communauté dans son ensemble. Cela implique de développer une vision qui voit des opportunités plutôt que des contraintes. Cet état d'esprit est basé sur l'appréciation de toutes les réalisations, aussi mineures soient-elles, et sur la perception des obstacles comme des opportunités de développement personnel. Cela implique d'utiliser une approche basée sur les points forts et de redéfinir les échecs comme des moments d'enseignement valables. Ce faisant, les personnes atteintes de TSA deviennent non seulement résilientes et trouvent un but dans la vie, mais elles ont également un impact sur la façon dont la communauté les perçoit et les soutient. Ce changement contribue à créer un environnement accueillant et encourageant qui aide les personnes atteintes de TSA à se diriger vers un avenir radieux.

Construire un avenir radieux pour votre enfant consiste essentiellement à examiner en profondeur les approches et les idéologies qui soutiennent le développement à long terme des personnes atteintes de TSA. Grâce à l'établissement d'un état d'esprit positif qui imprègne la communauté, à la promotion de l'autosuffisance grâce à un soutien personnalisé, à l'instillation du goût d'apprendre et à la création d'un avenir résilient et sûr de lui, ce chapitre vise à permettre aux personnes atteintes de TSA de pour embrasser leurs chemins.

Créer une communauté de soutien

Dans cette section, l'importance de la communauté est abordée chez les personnes atteintes de troubles du spectre autistique (TSA). L'accent est mis sur la création d'une atmosphère qui contribue activement à créer une communauté de soutien tout en reconnaissant de manière agressive les exigences particulières des personnes atteintes de TSA. La tactique consistant à participer à des activités communautaires comme moyen d'établir des relations et d'encourager l'inclusion est examinée dans ce chapitre.

Participer à des événements locaux

Une tactique pour promouvoir l'engagement et la participation actives des personnes atteintes de TSA dans leurs communautés consiste à s'impliquer dans des événements communautaires. Ceci comprend:

1. **Planification d'événements:**Inclure activement les personnes atteintes de TSA dans la préparation et la coordination des événements communautaires afin de garantir que leur confort et leurs préférences soient prises en compte est ce que l'on appelle la planification d'événements inclusifs.

2. **Événements adaptés à divers intérêts :** Proposer un large éventail d'événements qui font appel à différents intérêts permet aux personnes atteintes de TSA de sélectionner des activités qui leur semblent significatives.

3. **Offrant des options sensorielles :** Réduire la surcharge sensorielle et offrir des zones calmes à tous ceux qui pourraient avoir

besoin d'une pause contribueront à rendre les activités communautaires plus adaptées aux sens.

Les personnes atteintes de TSA peuvent renforcer leurs compétences sociales, leur sens de la communauté et leur sens de l'interaction en participant à des événements communautaires. Il favorise également l'acceptation et l'appréciation de la neurodiversité et offre un forum permettant aux membres de la communauté d'en apprendre davantage sur les TSA.

Cette section est essentiellement une enquête approfondie sur la façon dont la participation active à des événements communautaires pourrait contribuer à favoriser une atmosphère favorable aux personnes atteintes de TSA. Les communautés peuvent devenir des lieux où les personnes atteintes de TSA se sentent appréciées, connectées et essentielles au tissu social en adoptant l'inclusivité dans la planification d'événements, en prenant en compte une gamme d'intérêts et en offrant des options adaptées aux sens.

DES EXERCICES

Réflexion sur les progrès :

- ☐ Documentez les étapes spécifiques que votre enfant a franchies. Comment ces étapes ont-elles contribué à leur développement global ?
- ☐ Réfléchissez à votre croissance personnelle en tant que parent tout au long de ce voyage.

Construire un avenir radieux :

- ☐ Évaluez vos efforts pour encourager l'apprentissage tout au long de la vie de votre enfant. Quelles stratégies ont été particulièrement efficaces ?
- ☐ Décrivez des cas où la promotion de l'indépendance a conduit à des résultats positifs.

Créer une communauté de soutien :

- ☐ Partagez vos expériences en participant à des événements communautaires. Comment l'implication communautaire a-t-elle eu un impact positif sur votre famille ?
- ☐ Identifiez les stratégies en cours pour créer une communauté de soutien pour votre enfant.

Conclusion

Alors que nous arrivons à la fin de ce voyage qui a changé ma vie à travers les pages de ce livre, j'espère sincèrement que l'histoire racontée dans ces chapitres a déclenché un changement de perspective significatif en plus de fournir des informations. Le parcours consistant à élever des enfants atteints de troubles du spectre autistique (TSA) ne ressemble à aucun autre ; cela remet en question les croyances établies et nous oblige à reconsidérer la façon dont nous conceptualisons la neurodiversité.

En explorant le tissu complexe de l'autisme, nous avons découvert la magnificence de sa variété et l'énorme potentiel que possède chaque personne du spectre. Les chapitres ont ouvert une fenêtre sur la vie de ces enfants incroyables, chaque page partageant des histoires de résilience, de réussites et de grands talents souvent négligés.

Il est essentiel de comprendre que la diversité des expériences des enfants autistes représente un éventail de possibilités plutôt qu'un écart par rapport à une norme perçue. Leurs distinctions sont le reflet individuel de l'expérience humaine riche et variée, et non des déficiences. Le thème général est celui de la célébration alors que nous progressons sur le terrain complexe des indicateurs précoces, des interventions thérapeutiques et de l'engagement communautaire.

Chaque réalisation, aussi mineure soit-elle à première vue, est une victoire. Chaque obstacle présente une chance de développement. Les tactiques, les communautés inclusives et les réseaux de soutien décrits dans ces pages ne sont pas seulement des moyens de surmonter les défis, mais aussi de mettre en lumière le génie que possède chaque enfant du spectre.

En tant que lecteurs, soignants, éducateurs et défenseurs, sortons de cette enquête avec une nouvelle compréhension de chaque enfant atteint de TSA – une compréhension qui reconnaît sa valeur innée et célèbre ses forces ainsi que ses particularités. Créons les conditions dans lesquelles les dons spéciaux de ces enfants peuvent s'épanouir et où la communauté dans son ensemble reconnaît et apprécie la richesse que l'autisme ajoute à l'expérience humaine.

Alors que nous célébrons l'éventail d'options, nous nous lançons dans une aventure collaborative pour créer une société dans laquelle la « neurodiversité » est plus qu'une simple idée : c'est une réalité vécue. Nous pouvons tous travailler ensemble pour créer une société plus compatissante et inclusive – une société qui non seulement accepte mais célèbre activement l'individualité de chaque enfant du spectre – en favorisant la prise de conscience, l'acceptation et la célébration de ces différences.

J'espère que ce guide servira d'appel à l'action, d'inspiration et de catalyseur de changement. Travaillons ensemble pour naviguer dans ce spectre avec compassion, connaissances et un dévouement inébranlable à la création d'un environnement dans lequel chaque enfant, peu importe où il se situe sur le spectre, est valorisé pour la personne unique qu'il est.

Journal bonus complémentaire

JOURNAL DE RÉFLEXION GUIDÉ

Date:

Jalons atteints

Journal de bien-être des tuteurs

Traqueur d'eau

Journal d'exercice

Objectifs à long et à court terme

1.

2.

3.

Objectifs à long et à court terme

1.

2.

3.

Des choses pour lesquelles je suis reconnaissant

1.

2.

3.

Enregistrements mensuels

1.

2.

3.

Notes et réflexions

JOURNAL DE RÉFLEXION GUIDÉ

Date:

Jalons atteints

Journal de bien-être des tuteurs

Traqueur d'eau

Journal d'exercice

Objectifs à long et à court terme

1.

2.

3.

Objectifs à long et à court terme

1.

2.

3.

Des choses pour lesquelles je suis reconnaissant

1.

2.

3.

Enregistrements mensuels

1.

2.

3.

Notes et réflexions

JOURNAL DE RÉFLEXION GUIDÉ

Date:

Jalons atteints

Journal de bien-être des tuteurs

Traqueur d'eau

Journal d'exercice

Objectifs à long et à court terme

1.

2.

3.

Objectifs à long et à court terme

1.

2.

3.

Des choses pour lesquelles je suis reconnaissant

1.

2.

3.

Enregistrements mensuels

1.

2.

3.

Notes et réflexions

JOURNAL DE RÉFLEXION GUIDÉ

Date:

Jalons atteints

Journal de bien-être des tuteurs

Traqueur d'eau

Journal d'exercice

Objectifs à long et à court terme

1.

2.

3.

Objectifs à long et à court terme

1.

2.

3.

Des choses pour lesquelles je suis reconnaissant

1.

2.

3.

Enregistrements mensuels

1.

2.

3.

Notes et réflexions

JOURNAL DE RÉFLEXION GUIDÉ

Date:

Jalons atteints

Journal de bien-être des tuteurs

Traqueur d'eau

Journal d'exercice

Objectifs à long et à court terme

1.
2.
3.

Objectifs à long et à court terme

1.
2.
3.

Des choses pour lesquelles je suis reconnaissant

1.
2.
3.

Enregistrements mensuels

1.
2.
3.

Notes et réflexions

JOURNAL DE RÉFLEXION GUIDÉ

Date:

Jalons atteints

Journal de bien-être des tuteurs

Traqueur d'eau

Journal d'exercice

Objectifs à long et à court terme

1.

2.

3.

Objectifs à long et à court terme

1.

2.

3.

Des choses pour lesquelles je suis reconnaissant

1.

2.

3.

Enregistrements mensuels

1.

2.

3.

Notes et réflexions

JOURNAL DE RÉFLEXION GUIDÉ

Date:

Jalons atteints

Journal de bien-être des tuteurs

Traqueur d'eau

Journal d'exercice

Objectifs à long et à court terme

1.

2.

3.

Objectifs à long et à court terme

1.

2.

3.

Des choses pour lesquelles je suis reconnaissant

1.

2.

3.

Enregistrements mensuels

1.

2.

3.

Notes et réflexions

JOURNAL DE RÉFLEXION GUIDÉ

Date:

Jalons atteints

Journal de bien-être des tuteurs

Traqueur d'eau

Journal d'exercice

Objectifs à long et à court terme

1.

2.

3.

Objectifs à long et à court terme

1.

2.

3.

Des choses pour lesquelles je suis reconnaissant

1.

2.

3.

Enregistrements mensuels

1.

2.

3.

Notes et réflexions

JOURNAL DE RÉFLEXION GUIDÉ

Date:

Jalons atteints

Journal de bien-être des tuteurs

Traqueur d'eau

Journal d'exercice

Objectifs à long et à court terme

1.

2.

3.

Objectifs à long et à court terme

1.

2.

3.

Des choses pour lesquelles je suis reconnaissant

1.

2.

3.

Enregistrements mensuels

1.

2.

3.

Notes et réflexions

JOURNAL DE RÉFLEXION GUIDÉ

Date:

Jalons atteints

Journal de bien-être des tuteurs

Traqueur d'eau

Journal d'exercice

Objectifs à long et à court terme

1

2.

3.

Objectifs à long et à court terme

1.

2.

3.

Des choses pour lesquelles je suis reconnaissant

1.

2.

3.

Enregistrements mensuels

1.

2.

3.

Notes et réflexions

JOURNAL DE RÉFLEXION GUIDÉ

Date:

Jalons atteints

Journal de bien-être des tuteurs

Traqueur d'eau

Journal d'exercice

Objectifs à long et à court terme

1
2
3

Objectifs à long et à court terme

1
2
3

Des choses pour lesquelles je suis reconnaissant

1
2
3

Enregistrements mensuels

1
2
3

Notes et réflexions

JOURNAL DE RÉFLEXION GUIDÉ

Date:

Jalons atteints

Journal de bien-être des tuteurs

Traqueur d'eau

Journal d'exercice

Objectifs à long et à court terme

1.

2.

3.

Objectifs à long et à court terme

1.

2.

3.

Des choses pour lesquelles je suis reconnaissant

1.

2.

3.

Enregistrements mensuels

1.

2.

3.

Notes et réflexions

JOURNAL DE RÉFLEXION GUIDÉ

Date:

Jalons atteints

Journal de bien-être des tuteurs

Traqueur d'eau

Journal d'exercice

Objectifs à long et à court terme

1.

2.

3.

Objectifs à long et à court terme

1.

2.

3.

Des choses pour lesquelles je suis reconnaissant

1.

2.

3.

Enregistrements mensuels

1.

2.

3.

Notes et réflexions

JOURNAL DE RÉFLEXION GUIDÉ

Date:

Jalons atteints

Journal de bien-être des tuteurs

Traqueur d'eau

Journal d'exercice

Objectifs à long et à court terme

1.

2.

3.

Objectifs à long et à court terme

1.

2.

3.

Des choses pour lesquelles je suis reconnaissant

1.

2.

3.

Enregistrements mensuels

1.

2.

3.

Notes et réflexions

JOURNAL DE RÉFLEXION GUIDÉ

Date:

Jalons atteints

Journal de bien-être des tuteurs

Traqueur d'eau

Journal d'exercice

Objectifs à long et à court terme

1.

2.

3.

Objectifs à long et à court terme

1.

2.

3.

Des choses pour lesquelles je suis reconnaissant

1.

2.

3.

Enregistrements mensuels

1.

2.

3.

Notes et réflexions

JOURNAL DE RÉFLEXION GUIDÉ

Date:

Jalons atteints

Journal de bien-être des tuteurs

Traqueur d'eau

Journal d'exercice

Objectifs à long et à court terme

1.

2.

3.

Objectifs à long et à court terme

1.

2.

3.

Des choses pour lesquelles je suis reconnaissant

1.

2.

3.

Enregistrements mensuels

1.

2.

3.

Notes et réflexions

JOURNAL DE RÉFLEXION GUIDÉ

Date:

Jalons atteints

Journal de bien-être des tuteurs

Traqueur d'eau

Journal d'exercice

Objectifs à long et à court terme

1.

2.

3.

Objectifs à long et à court terme

1.

2.

3.

Des choses pour lesquelles je suis reconnaissant

1.

2.

3.

Enregistrements mensuels

1.

2.

3.

Notes et réflexions

JOURNAL DE RÉFLEXION GUIDÉ

Date:

Jalons atteints

Journal de bien-être des tuteurs

Traqueur d'eau

Journal d'exercice

Objectifs à long et à court terme

1.

2.

3.

Objectifs à long et à court terme

1.

2.

3.

Des choses pour lesquelles je suis reconnaissant

1.

2.

3.

Enregistrements mensuels

1.

2.

3.

Notes et réflexions

JOURNAL DE RÉFLEXION GUIDÉ

Date:

Jalons atteints

Journal de bien-être des tuteurs

Traqueur d'eau

Journal d'exercice

Objectifs à long et à court terme

1.

2.

3.

Objectifs à long et à court terme

1.

2.

3.

Des choses pour lesquelles je suis reconnaissant

1.

2.

3.

Enregistrements mensuels

1.

2.

3.

Notes et réflexions

JOURNAL DE RÉFLEXION GUIDÉ

Date:

Jalons atteints

Journal de bien-être des tuteurs

Traqueur d'eau

Journal d'exercice

Objectifs à long et à court terme

1.

2.

3.

Objectifs à long et à court terme

1.

2.

3.

Des choses pour lesquelles je suis reconnaissant

1.

2.

3.

Enregistrements mensuels

1.

2.

3.

Notes et réflexions